理論の詳説と
瞑想実践を
組み合わせた
110分ライブ
講義［動画付］

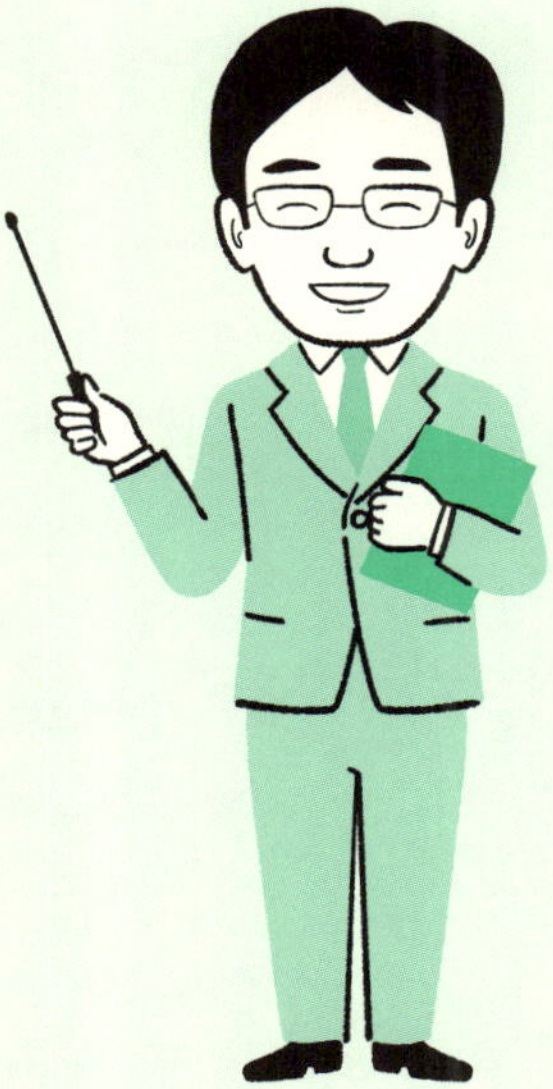

実践！
マインドフルネス
講義

熊野宏昭

医学博士・心療内科医・公認心理師・臨床心理士・
早稲田大学人間科学学術院教授・
早稲田大学応用脳科学研究所所長

はじめに

現在、世界の歴史は大きな転換点に差し掛かっており、これからわれわれの身の回りでも何が起こるか予想だにすることもできません。このような時代を生きて行くわれわれは、途方もないストレスにさらされるとともに、大きなチャレンジを挑まれているると言ってよいでしょう。そのような状況において、回避的になったり、受け身的になったりすることは、この難局を乗り切るために必要な行動を起こすことのみならず、心身の健康を維持していくことすら困難にしてしまうかもしれません。

それでは、世界が課してくるチャレンジに対して、回避的にならず主体的に取り組んでいくために、われわれ一人ひとりに何ができるのか、それを自分にもっとも近い場所から考えていこうというのがこのライブ講義の趣旨になります。つまり、ストレスに負けずに、自分の夢を実現させていくためにどうすればよいかを、「自分の体験との特定の関わり方」を意味するマインドフルネスという心の使い方を軸に解説し、その実践の仕方を含めてお伝えしていきたいと思っています。マインドフルネスとは、「今の瞬間の現実に常に気づきを向け、その現実をあるがままに知覚し、それに対する思考や感情には囚《とら》われないでいる心の持ち方、存在の有様《ありよう》」を意味しますが、それが何をわれわれに、そして世界にもたらすのでしょうか。

このブックレットとライブ講義動画によって、皆さん一人ひとりが、その答えを得るための旅を始めるお手伝いができればと思っています。ライブ講義動画の内容だけでも完結していますので、最初に動画だけ視聴していただいても構いません。ただ、ブックレットのほうには、多少の補足的説明や複数のQ＆Aも載っていますので、そちらもぜひご参照いただければと思います。

目次

第1部

マインドフルネスの基礎

LESSON 1

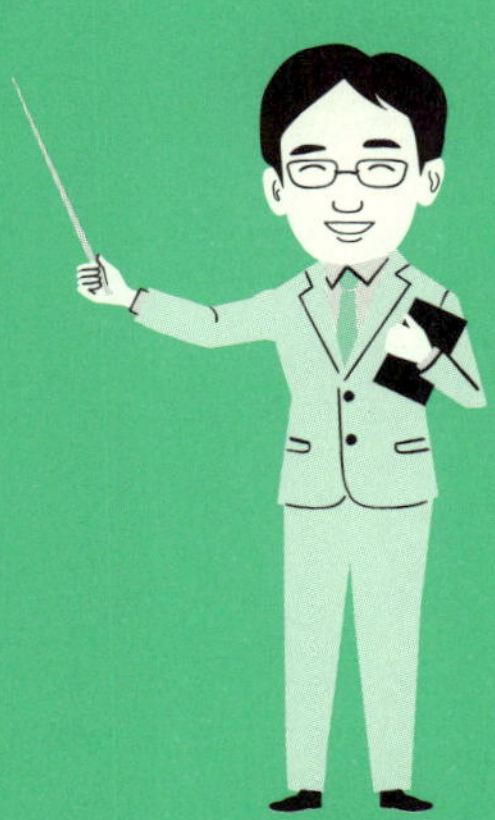

第1章

マインドフルネスとは何か

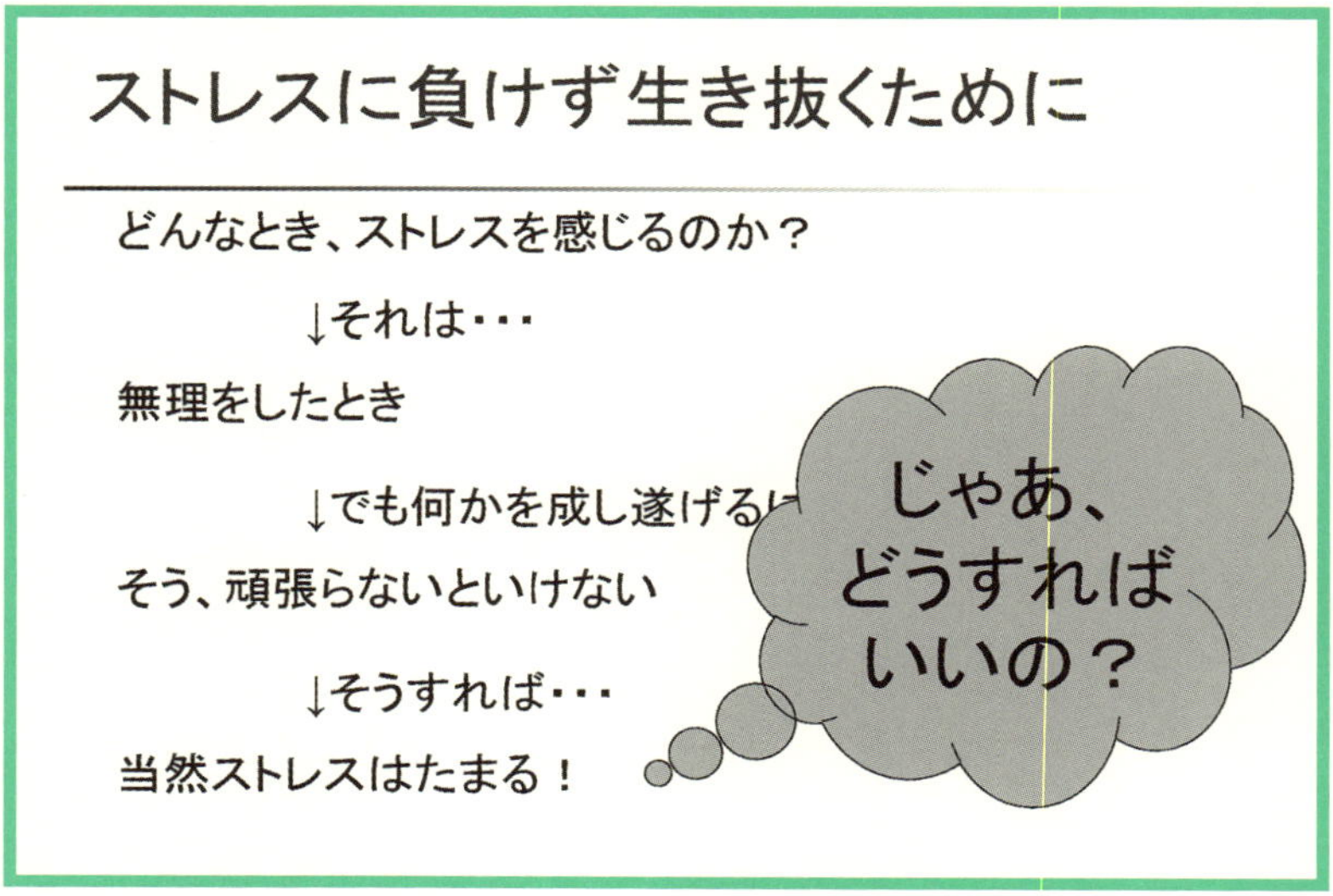
ストレスに負けず生き抜くために
どんなとき、ストレスを感じるのか？
↓それは・・・
無理をしたとき
↓でも何かを成し遂げる
そう、頑張らないといけない
↓そうすれば・・・
当然ストレスはたまる！
じゃあ、
どうすれば
いいの？

マインドフルネスとは何かを考える前に、ストレスに負けずに現代社会を生き抜いていくためにはどうすればいいかについて、考えてみましょう。

⑴ストレスの生まれる仕組み

生きる上でストレスは当然たまるものです。では、ストレスを感じたときに、私たちはどうすればよいのでしょうか?

・「今度の仕事はストレスが強くてね」
「今の職場、ストレスだらけだよ」
……こういったストレスは、正確に言うと「ストレスを生み出す原因になるもの」で、「ストレッサー」と言います。
・「ストレッサー」が私たちの体や心に

ストレスはたまるもの（≒借金）

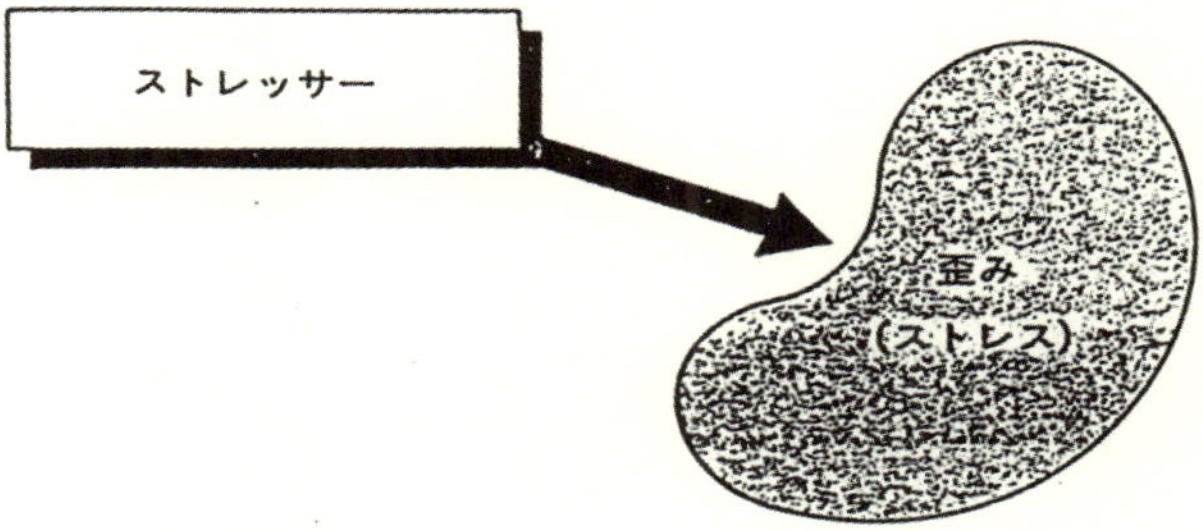

たまりすぎると、破裂して病気になってしまう

降りかかってきたときに、私たちの体や心の中にたまるもの、それが「ストレス」です。

・私たちの体や心はゴムまりのようなものです。へこんだ状態をそのままにしておくと、どこかで破裂してしまいます。

・このへこんだ状態がストレスです。へこみはたまり過ぎると破裂して、病気になってしまうので、ストレスは解消するか、ため過ぎないようにしなければいけません。

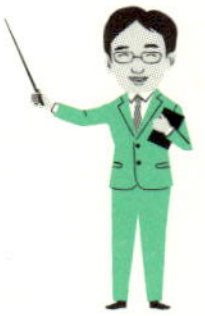

【ここがポイント】
ストレスも借金もためたら返すことが大切！

ストレスは借金と似ています。借金はしなければいいようなものですが、たとえば、家を建てたいとか、子どもの教育をしたい、そういうある程度、お金が必要になるときに、借金ができるからこそ、今まで、自分1人の稼ぎではできないようなことも実現できるという良い面があります。

しかし借金を返さないでいつまでもためていると、破産してしまいます。だから、借金を返すことがとても大事なのです。

(2)どんなストレス対策が有効か？

ストレスについて、もう少し詳しく見ていきましょう。

ストレスは、ストレッサーという状況要因があるために、われわれの体や心にたまっていきます。

では、私たちはストレスに対してどのような対策をとればよいのでしょうか？

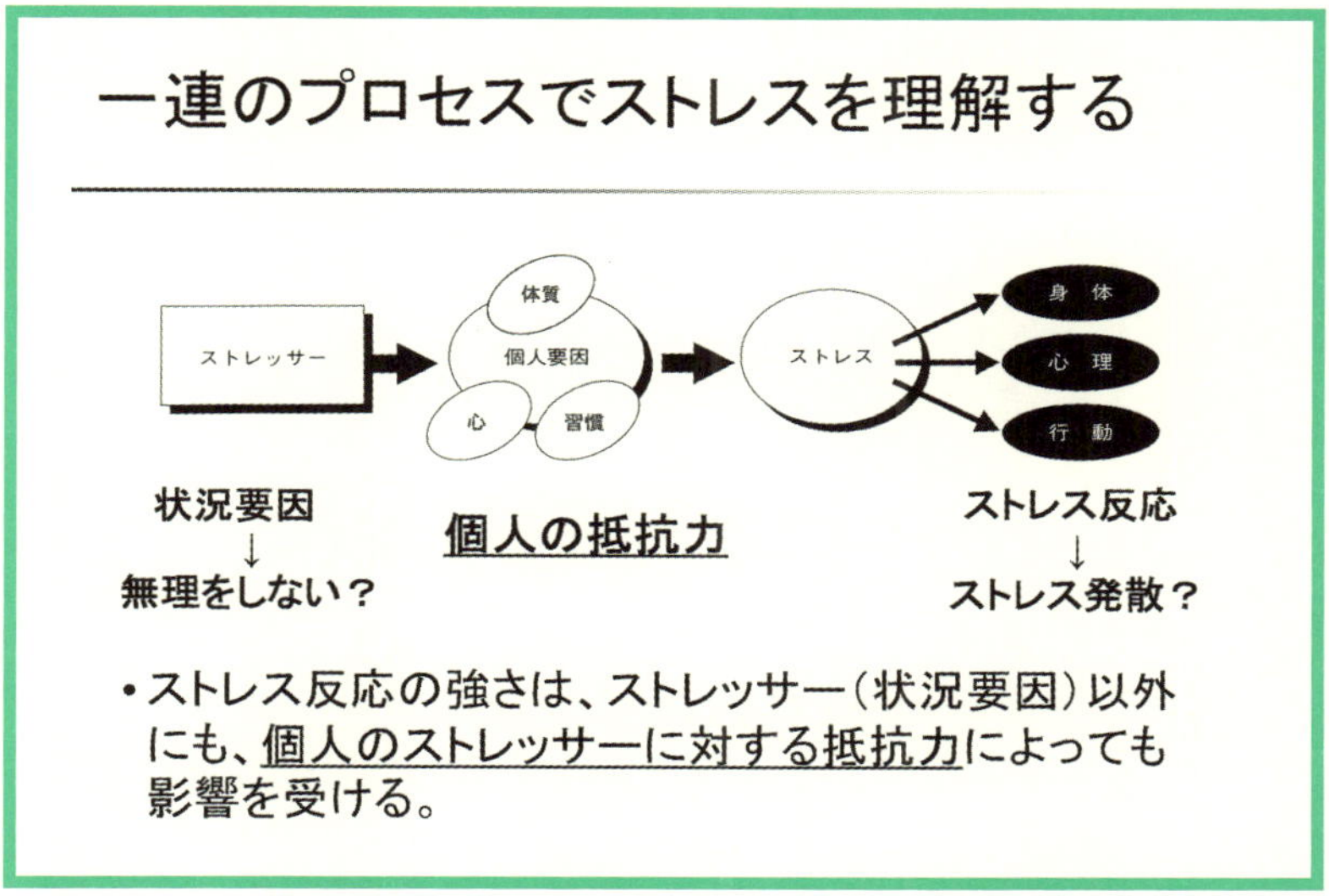

対策1：発散する　→△

ストレスはたまったままだと破裂してしまうので、私たちの体や心はストレス反応を起こして、それを発散するようにできています。

▼行動面での発散：お酒を飲みに行く、友達と長電話する、衝動買いをするなど。

▼心理面での発散：1人になりたくなる、ちょっと元気がなくなるなど。

▼体の面での発散：風邪をひいたり、お腹が痛くなったりするなど。何日か風邪をひいて、それが治ると妙にすっきりしているのは、実は風邪もストレス反応として、ストレスの解

消に役に立っているからなのです。

しかし、ストレス発散には落とし穴が……。

▼衝動買いをしたらお金が無くなって、別のストレスを抱え込んでしまう。
▼風邪がこじれたら、大変なことになってしまう。
↓発散は、できそうでできない。

対策2：無理をしない　↓△

ならば、「ストレスをためないように最初から無理をしなければいい」と考えることができます。

しかし……

▼何かを成し遂げるためにはどうしても無理をしてしまう。
▼ある程度は、無理をしないようにできても、すぐに限界が来てしまう。
↓現代社会で無理をしないのは難しい。

対策３：個人の抵抗力を強める　→　◎

・ストレッサーとストレスの間にある「個人要因」に注目してみましょう。
・同じ状況に置かれてもストレスがたまる人とたまらない人がいます。
・あるいはストレスがたまるような状況でも、別に何も起こらない人と、すぐに音《ね》を上げる人がいます。
・つまり、ストレスを感じるか感じないかは、個人によって違いがあるのです。

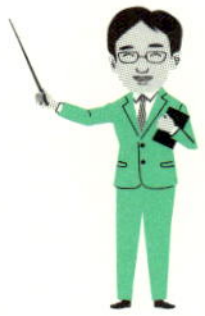

【ここがポイント】
ストレッサーに対する抵抗力を強めよう！

ストレス反応の強さはストレッサー（状況要因）以外に、「個人のストレッサーに対する抵抗力」によっても影響を受けます。

ということは、そこを強化することも、ストレス対策の１つになるわけです。

どのように抵抗力を強めていけばよいか、次の頁から詳しく見ていきましょう。

CHECK!

☑ストレスに対する抵抗力の強化を考えてみると、実は意外と出来ることがある。
☑ストレスは借金のようにたまるが、抵抗力も実は日頃から貯金をしておくことができる。
☑貯金しておけば、ある程度借金がたまっても、借金につぶされることなく、借金をうまく活用しながら、生きていくことができる。

(3)ストレスに対する抵抗力を強化する

個人の抵抗力は、「体質」「習慣」「心」のそれぞれの面で強めることができます。

①体質の改善

・ストレスがたまると力みが生じ、肩が凝ったり、頭が痛くなったり、眠れなくなったり、そういう力みがずっと続くようになります。

そうなると、出来ることが色々ある

ストレスが借金のようにたまるものだとすると、
抵抗力は日頃から貯金しておくことができる！

- 体質の改善
  - 緊張を緩める（力まず）
- 習慣の改善
  - 苦手場面を避けずに色々やってみる（避けず）
- 心の使い方の改善　→マインドフルネス
  - 目の前の等身大の現実に気づく（妄想せず）

・日頃から力まないよう（緊張を緩めるよう）にしていくと、ストレスがたまりにくくなります（リラクセーション）。

②習慣の改善

・私たちは、「苦手なものは避けたい」「怖いことには近寄りたくない」「不安になるようなことはしない」「痛みはなるべく早く取ってしまいたい」と思いがちです。

・しかし苦手なものはなるべく避けて後回しにし、やらないようにすることは、結局はさらに大きなストレスをためる原因になってしまいます。

・なるべく避けずにいろいろとやってみることが大事です。

③心の使い方の改善

・私たちは、自分で自分を不安にして、自分で自分を落ち込ませて、自分で問題を大きくしてしまっています。

・実際の現実ではないものを見て（妄想）、それに対して反応して、やらなくてもいいようなことを良かれと思ってやって、おかしなことになっているわけです。

・妄想をやめて、目の前の等身大の現実に気づくようにすることが大事になります。

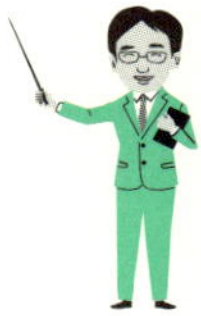

【ここがポイント】
マインドフルネス＝「妄想せず」である

「力まず」「避けず」「妄想せず」をぜひ覚えてください。「マインドフルネス」とは、実はこの3つ目の「妄想せず」に相当します。「妄想せず」について詳しく見ていきましょう。

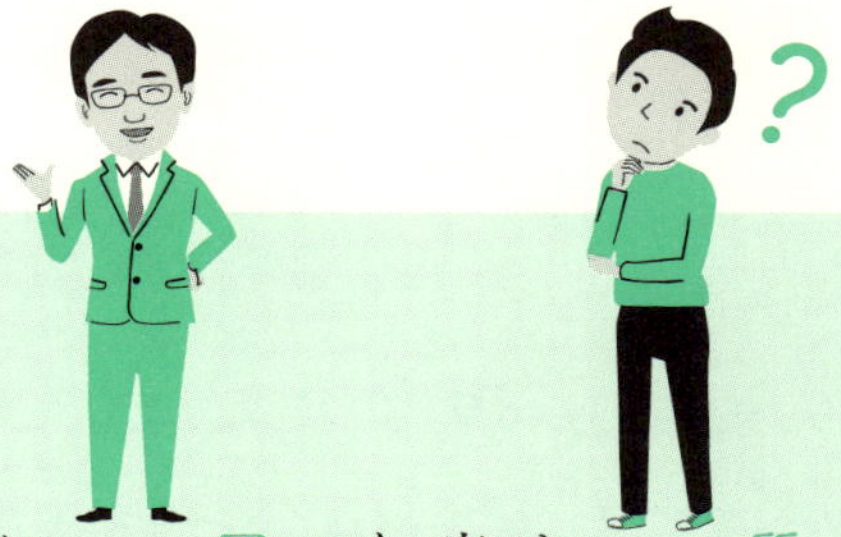

Q&Aコーナー

質問

これから教えていただくマインドフルネスは、1日何分ぐらいすればストレス軽減に役立ちますか？　毎日忙しいのですが、私にも実践できるでしょうか？　また何日くらい続けると、効果が表れてくるのでしょうか？

回答

最初は5分でも10分でも構いません（いずれは30分くらいを目標に）。一番大事なのは続けていくことで、たとえ、1日2日できない日があっても、また再開できるとよいと思います。それで、3～4週間続けていくと、何かちょっとしたことに気づくようになるでしょう。「効果」を求めるよりも、どんな体験が起こってくるのかな、どんな発見があるのかなといった具合に、心を開いて、気づく力を高めていけるとよいのです。

マインドフルネスとは

■ 今の瞬間の「現実」に常に気づきを向け、その現実をあるがままに知覚し、それに対する思考や感情には囚われないでいる心の持ち方、存在の有様。

(4) マインドフルネスとは何か？

・私たちは現実を見て、感じているようでいて、実はそこからすぐ気持ちがそれてしまいます。
・どこにそれていくかというと、頭の中です。頭の中の世界に行ってしまって、現実がお留守になってしまいます。
・頭の中の世界での考えや、湧いてくるいろいろな感情に囚われると、現実が見えなくなってしまいます。

それに対して、マインドフルネスとは……。

CHECK!

☑現実をきちんと感じ取っている状態、心の持ち方のことをマインドフルネスという。
☑マインドフルネスの練習を続けていくと、だんだん生き方自体（存在）がそのような有様になっていく。
☑「現実をきちんと感じ取る心の持ち方」をし、「そういう生き方が身についてくること」まで含めての「マインドフルネス」である。

⑸心ここにあらずの状態から、瞬間瞬間の自分に戻る

・私たちはすぐに「心ここにあらずの状態」になってしまいます。
・「心ここにあらずの状態」から「ハッと我《われ》に返る」ことをマインドフルネスと言います。

目を覚まし、瞬間瞬間の自分に戻ること

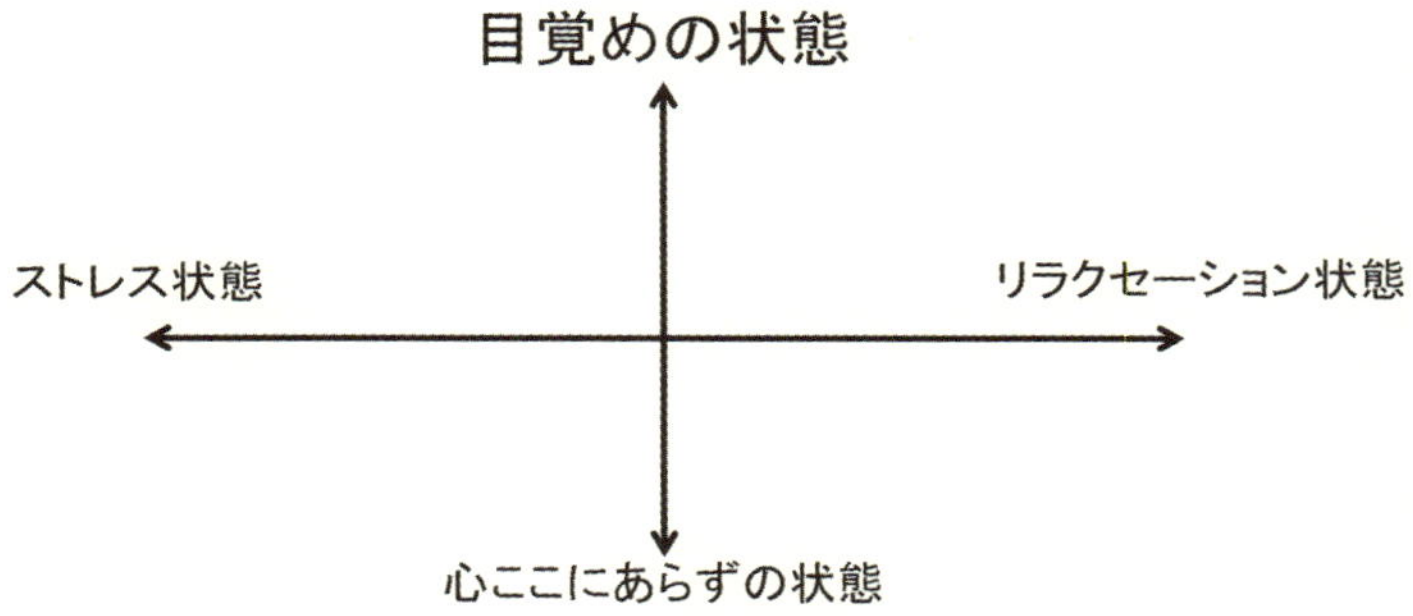

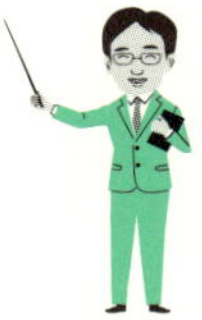

【解説】なぜ心ここにあらずがよくないのか？

心ここにあらずの状態（頭の中の世界に行ってしまった状態）になると、何がよくないのでしょうか？　たとえば、友達に大事な相談をするために話し始めたとしましょう。その友達が3分も経たないうちに窓の外を眺め出したり、壁の時計を眺めたりして、5分も経つころにはスマホを取り出してチェックし始めたらどうですか？「おい、ちょっと！　話を聞いてって言ったじゃん！」と言いたくなりますよね。

そういう友達は人の話を聞いてくれないわけですから、ぜんぜん頼りにならないわけですが、そこで、「おい！」と声

を掛けると、「悪い悪い、ちゃんと聞いてるから」というふうに、その人は今ここに戻ってきます。戻ってきてくれれば、頼りになりますね。

その戻ってきた状態、ハッと我に返った状態のことをマインドフルネスと言います。

これは友達の話ばかりではありません。私たちは自分の中でも同じようなことばかりやっています。たとえば、仕事を始めたとしても、5分も経たないうちにネットのニュースを見始めたり、あるいは「あのメールに返事を書いておかなきゃいけなかった」と思い出して返事を書き始めたり。「あれ、何をやってたんだっけ……?」と思って、目の前の仕事にまた戻るということがよくありますね。

CHECK!

☑自分がやりたいことをやり、やらなくてはいけないことをし、今を生きるためには、目が覚めていることが大切。

☑「心ここにあらずの状態」になってしまうと、うまくいかない（いろんなストレスを抱え込んでしまうことになる）。

☑頭の中でいろんなことを考えてしまうと、妄想の世界に連れていかれてしまう。
☑頭の中の世界は現実ではなく、いくらでも大袈裟に考えることができるので、どんどん不安や落ち込みを増す方向に考えてしまいがち。

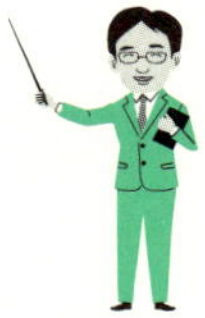

【解説】心ここにあらずになるもう１つの理由は、「心を閉じてしまう」こと！

私たちは不安になりたくないし、落ち込みたくないから、たとえば目の前の人が自分にとって嫌な話を始めたとすると、耳をどこか別の方向に向けて閉ざしてしまいがちです。

そうすると、心ここにあらずの状態になってしまうので、本当ならちゃんと聞いておかなくてはいけないことがわからなくなってしまいます。

そういう状態ではなく、今ここにちゃんと自分がいて、今の時間を生きている。その状態がマインドフルネスです。

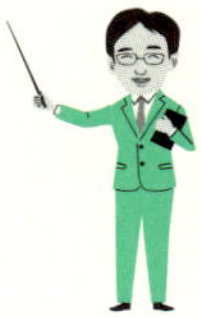

【ここがポイント】

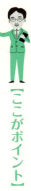

①マインドフルネスはストレスがない状態ではない！

マインドフルネスは、ストレスがない状態と感じられるかもしれませんが、実は違います。

マインドフルネスとは、今の自分の状態がどういう状態かをありのままに感じることですから、ストレスがたまっているならたまっていると感じる、ストレスがないならストレスがないと感じます。ストレスがない状態のことを指しているわけではないのです。

マインドフルネスは、「ストレス⟷リラクセーション」という軸とは別の軸であることを理解してください。

②マインドフルネスは集中することではない！

もう１つ、よく誤解されるのが、「マインドフルネスとは集中することである」ということです。

「今の瞬間に集中することでしょ」「目の前のことに集中することでしょ」と言われがちですが、これも違います。

この後、説明していきますので、まずはちょっと頭に置いておいていただければと思います。

第２章

心を閉じない、
呑み込まれない

思考や感情に巻き込まれる

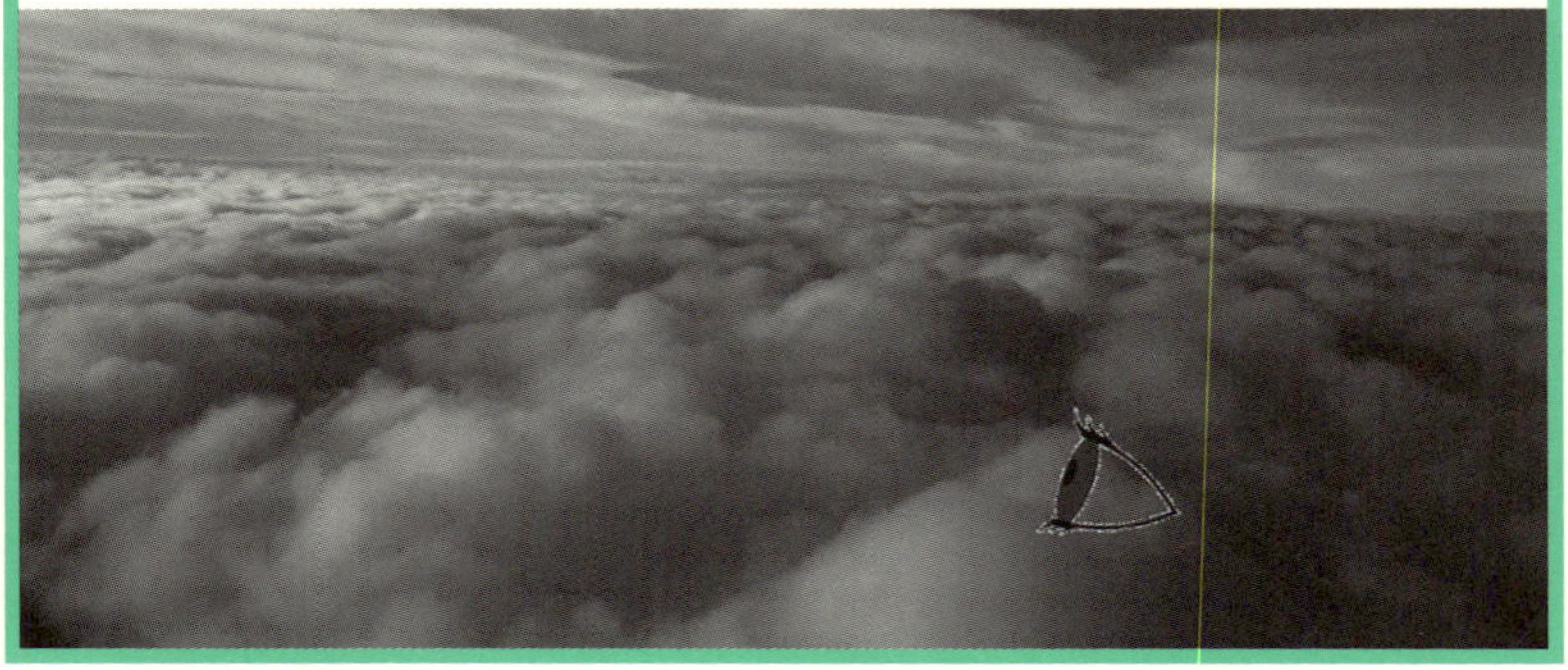

次は、マインドフルネスをどうやって実現していくのかというお話です。

「心ここにあらず」になる理由は２つあります。１つは、嫌なことを感じないでおこうとして心を閉じてしまうこと。もう１つは、自分が考えていることの影響力が大きくなってしまって呑み込まれてしまい、現実が見えなくなってしまうことです。

だから逆に、「心を閉じない、呑《の》み込まれないで、ちゃんと目の前の現実を感じるようにしましょう」というのが、マインドフルネスの第一の実践法となります。

(1)心はすぐに思考や感情に巻き込まれる

・私たちはすぐ、自分が考えていること、

ACTモデルで見るマインドレスな状態

アクセプタンス＆コミットメント・セラピー

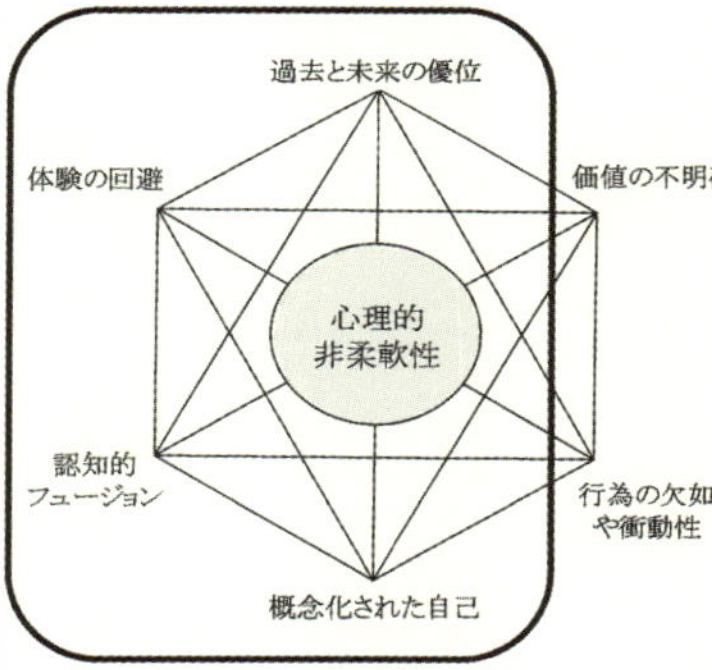

- 以下の4つの行動クラスの頻度が高まった状態。
  - 体験の回避：苦痛な思考や感情を回避する行動
  - 認知的フュージョン：思考と現実や自己を混同する行動
  - 過去と未来の優位：時間概念と「現実」を混同する行動
  - 概念化された自己：自己概念と「自己」を混同する行動

（ルオマ・ヘイズ・ウォルサー、2009）

あるいは、不安や落ち込みといった感情に巻き込まれてしまいます。

・０３０頁の図は、心の中に浮かんできたネガティブな考えや感情に呑み込まれて、目の前が見えなくなってしまっている様子を表しています。

・そこからどうやって抜け出していくのか、どうやって今に戻ってくるのかについて、見ていきましょう。

(2) ACTモデルで見るマインドレスな状態

ネガティブな考えや感情から抜け出し、今に戻ってくるために参考になるのがＡＣＴ（アクト：アクセプタンス＆コミットメント・セラピー）というサイコセラピー（心理

療法、カウンセリング）の六角形のモデルです。（０３１頁の図）

・ＡＣＴは、病的な６つの行動パターンが高まった状態（不安やうつ、痛みが慢性的に続いているような状態）から、健康な状態、あるいは心理的に柔軟な状態に切り替えていくことを目指しているカウンセリングの方法で、マインドフルネスを上手に活用しています。

・ＡＣＴが病的と考えている特徴には、６つの行動パターンが含まれています。

・そのうち、左の４つが特に「心ここにあらずの状態（マインドレスな状態）」に関係していると考えられます。

①体験の回避

嫌な思考や感情を回避する、感じないようにする、なかったことにすること。

②認知的フュージョン

フュージョンとは何かと何かを混ぜるという意味。認知的フュージョンとは、思考と現実や自己を混同してしまう行動のこと。

③過去と未来の優位

自分の考えていることに常に呑み込まれて、（過去はどこにもないにもかかわらず）昔やってしまった失敗がどんどん重荷と感じられてしまったり、（未来なんてどこにもないにもかかわらず）「これがうまくいかなかったらどうしよう」「これで失敗したらどうしよう」「これができなかったらどうしよう」ということばかり考えてしまって、今がお留守になってしまうこと。

④概念化された自己

認知的フュージョンの「思考と自己を混同してしまう行動」に関連。誰でも、「自分はこういう人間なんだ」というイメージを持っているが、そのイメージと、実際の自分を取り違えてしまって、自分が思い込んでいるもの（たとえば、これが苦手で、これが得意で、こういう人たちが好きで、こういうグループに自分はいて、この人たちとは付き合えない、といったようなもの）を、まさに自分そのものであるように思ってしまうこと。

言葉が『バーチャルな世界』を作り出す力

■「レモン」と頭の中で言ってみましょう。

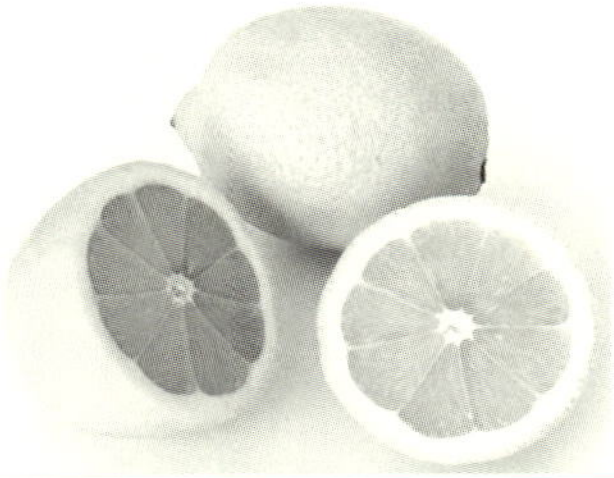

浮かんできましたか？

当たり前のこと？

→言語の双方向性と言われ
人間にしかない能力

⑶認知的フュージョンが起きる仕組み

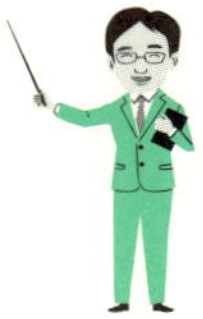

【解説】なぜ思考と現実が取り違えられてしまうのか

考えていることと現実が取り違えられてしまうのは、近年の様々な基礎研究で、「言葉がそういう力を持っているから」だということがわかってきました。

言葉で考えると、バーチャルな現実が、心の中に作り出されます。たとえば、軽く目を閉じて「レモン」と頭の中で言ってみると、つやつやしたレモンが浮かんできます。味まで感じられて、唾が出てきたりするかもしれません。リアルに迫ってきます。

これは「言葉と対象の双方向性」という人間

にしかない能力です。犬に「レモン」と言って聞かせても、犬は唾を出しません。

考えてみれば不思議なことです。私たちは常に、考えたことを心の目で見ながら生きていて、リアルな世界と、言葉（思考）が作り出すバーチャルな世界という二重の世界で生きているわけです。下手をすると、バーチャルな世界のほうが大きくなってしまうことさえ起こり得ます。しかし犬や猫は、そういうことはなく、現実の世界しかないわけです。

言葉の力があるために、人間はこれまでに様々なものを生み出してきました。学問や文化といわれているものはすべてそうです。宇宙の果てにはブラックホールがあるはずだと仮説を立て、計算して明らかにする。そういうことができるのは、言葉を使って、バーチャルな世界を作り上げていくことができるからです。

ですから、これは素晴らしい能力です。しかし、ただ考えているだけのことが、非常に強いリアリティーを持ってしまうというネガティブな面につながりかねない能力でもあるのです。

(4)マインドフルな状態とはどんな状態か？

マインドレスな状態に対して、ＡＣＴはどのような行動パターンでマインドフルになることを目指すのでしょうか。

ACTモデルで見るマインドフルな状態

アクセプタンス＆コミットメント・セラピー

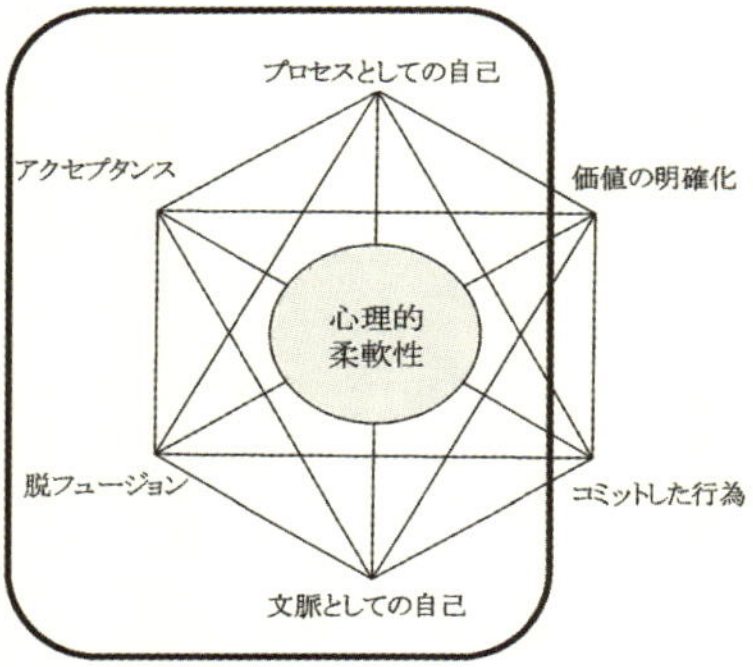

- 以下の4つの行動クラスの生起頻度が高まった状態。
  - アクセプタンス：心を閉じずに開いておく、ゲーティング機能
  - 脱フュージョン：考え続けることを一旦止めて、思考と現実を区別する機能
  - プロセスとしての自己：現実との接触を促進し、随伴性知覚を高める機能
  - 文脈としての自己：注意のフォーカスを最大にし、偏りなく現実を捉える機能

（ルオマ・ヘイズ・ウォルサー、2009）

まずは、「①体験の回避」と「②認知的フュージョン」に対抗する行動パターンについて、詳しく見ていきましょう。

①体験の回避→アクセプタンス

心を閉じないで開けておく、そのまま感じ取る行動パターンの「アクセプタンス」を増やしていきます。

②認知的フュージョン→脱フュージョン

考え続けることをやめると、私たちはそこからすっと出てくることができます。「おい！」と言われると、ハッと考えるのをやめて我に返るわけです。考えるのをいったん切り上げると、思考と現実が区別できるようになります。

瞑想1

マインドフルネスの実践

集中瞑想（サマタ瞑想）

PRACTICE 1

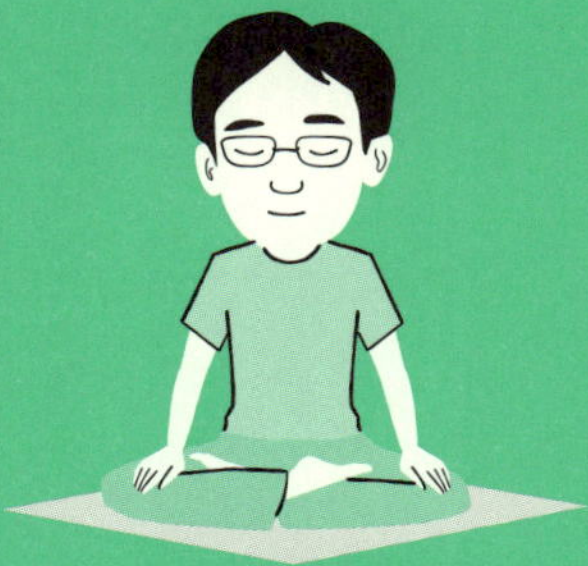

心を閉じて現実を感じなくなってしまったり、いろいろ考えて、その考えに呑み込まれて現実がわからなくなってしまったとき、現実に戻ってくるためにマインドフルネス瞑想が有効です。

マインドフルネス瞑想の前半では、呼吸にともなう体の感覚に集中する瞑想（サマタ瞑想）から始めていきます。

では実際に、瞑想に取り組んでみましょう。


この本の中で紹介する瞑想法は、実践面、理論面でマインドフルネスに関わる様々な瞑想法を参照しながら、私自身の実践経験や指導経験などを踏まえて形にしたものです。常に参照してきた図書としては、以下があります。

・アルボムッレ・スマナサーラ著、『自分を変える気づきの瞑想法【第３版】――ブッダが教える実践ヴィパッサナー瞑想』、サンガ
・ラリー・ローゼンバーグ著、井上ウィマラ訳、『呼吸による癒し――実践ヴィパッサナー瞑想』、春秋社
・ジョン・カバットジン著、春木豊、菅村玄二編訳、『４枚組のＣＤで実践するマインドフルネス瞑想ガイド』、北大路書房
・鈴木大拙著、『禅による生活』、春秋社
・井筒俊彦著、『意識と本質――精神的東洋を索めて』、岩波文庫

○集中瞑想のレッスン

①座り方

足を組める人は畳や床の上で足を組んでいただくと、姿勢が安定します。椅子に座っても問題なくできます。もっとも大事なことは背筋がすっと伸びていることです。背筋を伸ばしておく以外の体の力はなるべく抜き、体が傾かないように真っすぐにし、体が少し前かがみになって下腹にちょっと力が入るような姿勢になります。（動画では椅子に座って実践しています）

②手の置き方

座っている場合は手の平は下向きに置いても、お腹の前で重ねても構いません。皆さんの安定する方法で置いてください。

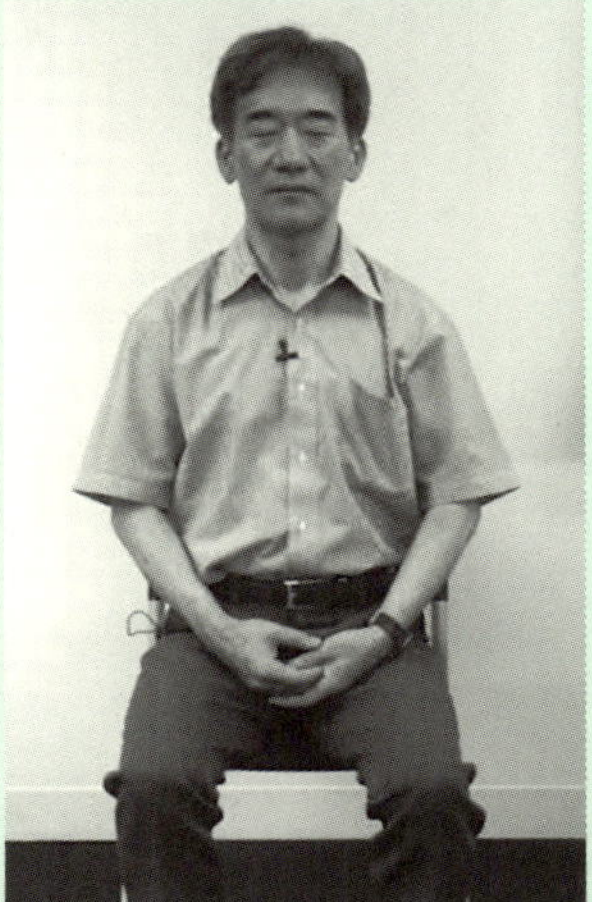

マインドフルネス瞑想の実践

- 背筋がすっと伸びて、その他の身体の力はすべて抜けている姿勢をとる（下腹に少し力が入る）。
- 呼吸に伴う身体の動きと感覚に静かに注意を向ける。
  - 呼吸は「ゆったりと」くらいにして、なるべくコントロールしない。
  - お腹や胸のあたりの動きに注意を向け、「ふくらみ、ふくらみ」「ちぢみ、ちぢみ」と、感覚をそのまま感じ取る。
  - 気づきが追随し、木の葉が風でそよいでいるように、身体がただ膨らんだり縮んだりしているといった感覚が生じることがある。
  - 雑念、五感、感情などに引き込まれていることに気づいたら、ラベリングをしてそっと呼吸の感覚に戻ることを繰り返す。
- さらに注意をパノラマ的に広げて、気づきの対象になる私的・公的出来事の全てを同時に捉え続けるようにする。

③目

目は開いていても閉じていても構いませんが、閉じたほうが落ち着く場合は、閉じるとよいでしょう。

④全体

体に力が入っているようなところがあれば少し緩めて、体が傾いていると思ったら真っすぐにします。

⑤呼吸に注意を向ける

息が入ってくるときはお腹や胸がふくらみ、息が出ていくときはお腹や胸が縮むでしょう。呼吸をして、体の動きがもっとも明確に感じられる場所を探して、そこに注意を向けていきます。

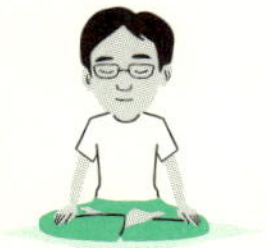

【ここがポイント】
呼吸をコントロールしない！

マインドフルネスはありのままを感じるのが目標です。呼吸に集中する練習ではありますが、なるべくありのままの呼吸を感じたいので、「呼吸をコントロールしない」のがポイントです。
ゆっくり吸いたいときはゆっくり吸い、浅い呼吸のほうが体が楽だと感じたときは、浅い呼吸をするようにしましょう。

⑥言葉を唱える

息が入ってくると体がふくらんできますので、頭の中（心の中）で「ふくらみ、ふくらみ……」と唱えます。息が出ていくときは、出ていく感じを感じ取りながら「縮み、縮み……」と心の中で唱えます。

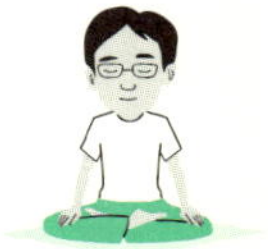

【ここがポイント】
言葉を先行させない！

間違ってはいけないのは、言葉で音頭をとりながら呼吸をしてしまうということです。
それは目指している方向と真逆なので、体が呼吸をしたいようにさせてあげて、そこに気づきが追随していくという順番を守るようにしましょう。

⑦実践
それでは実際に3～4分ほど、呼吸にともなう体の感覚を感じ取る練習をしてみましょう。

○ワンポイントアドバイス　瞑想中に雑念が生じたときの対応

いかがでしたでしょうか？　呼吸にともなう体の感覚だけが感じられていたという方もいるかもしれませんが、何か他のことを考えてしまって、途中でハッと気づいたという人もいたのではないでしょうか。

単調な練習ですので、これをやっていくと必ずといっていいほど雑念が浮かんできます。また、体のあちこちが痛いとか、強《こわ》ばっている、かゆい、あるいは体がねじれている感じといったような、いろいろな体の感覚の変化が感じられてくることもあります。

そういうときに、その雑念や感覚だけに囚われてしまうと、この瞑想はそこで終わりになってしまいますので、「何か考えている」と気づいたときは、気づいた時点で自分に「雑念、雑念」と声を掛けます。そして「戻ります」ともう一度心の中で声を掛けて、呼吸にともなう身体感覚に意識を戻します。それでもまだ考えていれば、もう一度「雑念、雑念、戻ります」と、呼吸に意識を戻します。

体の感覚も同じです。体の強ばりが気になるときはそちらに一度注意を向けて、「強ばり、強ばり」と声を掛け、そして「戻ります」ともう一度心の中で声を掛けて、呼吸にともなう身体感覚に意識を戻します。

目の前がなんとなくぼんやり明るいとき（蛍光灯を見た後のような感じがするとき）は、そちらに一度注意を向けて「光、光、光、戻ります」と言って、再び呼吸に気持ちを向けます。

瞑想中に雑念が出てきてもまったく問題ありません。何かを考えていたことにハッと気づくことはマインドフルネスの練習になるので、雑念が浮かんでいることに気づ

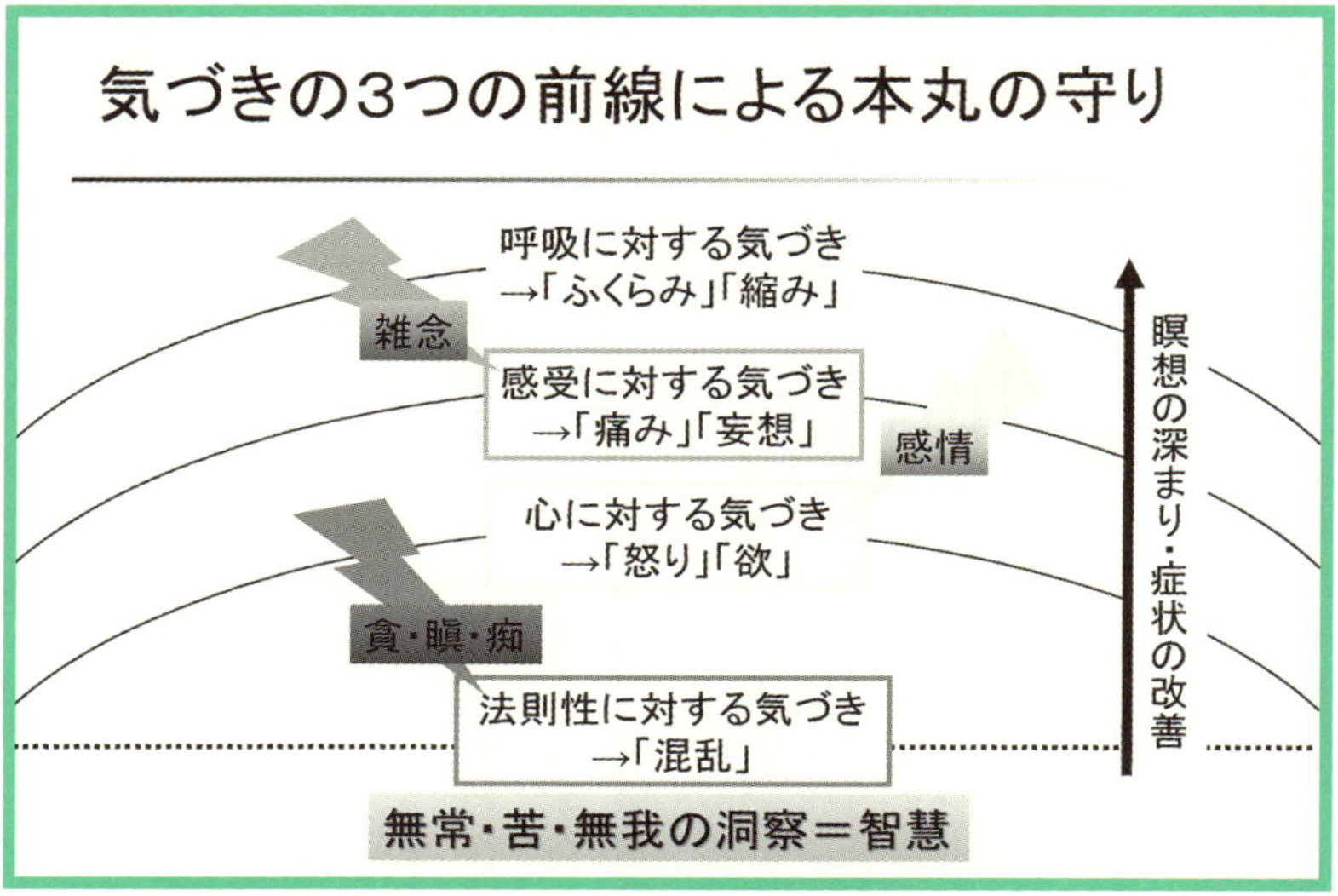

いたら、一回、マインドフルネスの練習ができたと思えばいいだけです。

どんどん苦しくなってイライラしてきたときは、怒りが自分の中で芽生えてきているので、「怒り、怒り、戻ります」と声を掛け、「あ、通販であれを早く注文しなきゃいけないんだった」「お腹がすいたからすぐに何か食べなくちゃ」そういう感じになったときは欲なので「欲、欲、戻ります」と声を掛けて、呼吸にともなう身体感覚に意識を戻します。

ではもう一度、3～4分ほど練習をしてみましょう。

何か考えていたと気づいたときは、体が歪んでいたり、姿勢が崩れたりしていることが多いので、「雑念、雑念、戻ります」と声を掛け、体の姿勢が崩れていないかも確認して立て直します。薄く目を開けて体を整えて、また目を閉じて続けてもいいでしょう。

それでは、目の上に乗っているまぶた（まぶたの裏）を感じて、目を閉じている人は、そっと開けて、いったん瞑想を終わりにしましょう。

○集中瞑想レッスンの補足

今皆さんに実践していただいた瞑想を表したものが044頁の図です。

瞑想には、気づきの前線が3つ含まれています。

○第一段階（呼吸の前線）

・最初の前線は呼吸に対する気づきです。「ふくらみ、ふくらみ、縮み、縮み」とずっと感じられれば、それ以上することは何もありません。しかし呼吸の前線は、だいたい突破されて、感受の前線まで後退します。

・突破されるのは、雑念が出てきたとき、あるいはどこかが痛いと感じるとき、何かを考え始めたりしたときです。

・そこで気づいて「雑念、戻ります」と自分に声を掛けると、呼吸の前線まで戻ることができて、再び「ふくらみ、ふくらみ、縮み、縮み」と続けることができます。

○第二段階（感受の前線）

・感受の前線でさらに考え続けてしまうと、それが突破されて、イライラしてきたり、何かしたくてたまらなくなったり、何かが欲しくなったりするなど、怒りや欲の感情に相当するものが動くようになり、心の前線まで後退してしまいます。

・ここでハッと気づけば「怒り、怒り、戻ります」「欲、欲、戻ります」と、再び呼吸の前線まで戻ってくることができます。

○第三段階（心の前線）

・怒りや欲の状態（心の前線）も通り越して、瞑想しているのか、半分寝ているのかわからないような状況になってしまうこともあります。その日の体調にもよりますが、混乱してしまって、いったい自分が何をやっているのかがわからない状況です。

・そういうときは諦めて、その日は切り上げるのも1つの方法ですが、実は、「混乱、混乱」と自分に声を掛けて、自分が混乱していることに気づけると、「戻ります」で、再び呼吸に対する気づきの前線まで戻ることができます。

・どんな状況になっても気づけば戻れるというのが、この練習方法の大前提です。

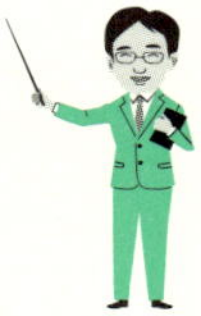

【ここがポイント】どの前線にいられるかが練習の目安になる！

瞑想が深まってきたり、病気の方の不安やうつがこの方法でよくなってきたりすると、呼吸の前線や感受の前線あたりでとどまれるようになります。逆に、瞑想を始めたばかりのとき、あるいは不安やうつをいつも抱えているような場合は、心の前線や、混乱の前線まで後退してしまう時間が多くなります。

どの前線に多くいられるようになるかが、この練習の1つの目安になります。

Q&Aコーナー

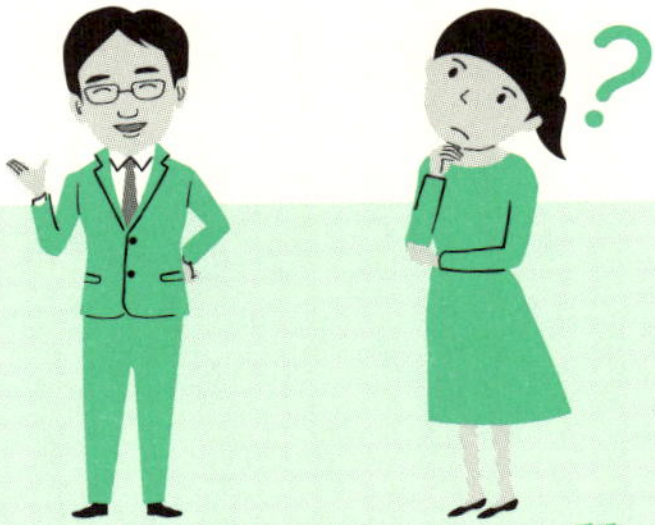

質問

どれくらいの期間取り組めば、呼吸の前線や感受の前線あたりでとどまれるようになりますか？

回答

それは、実践を始めた際の心身の状態によりますし、練習時間にもよります。いずれにしても、3〜4週間も実践を続ければ、自分がどのあたりにいることが多いのかがわかってくるでしょうし、短時間でも呼吸や感受の前線にとどまる体験ができることと思います。

第2部

マインドフルネスをより深く理解する

LESSON 2

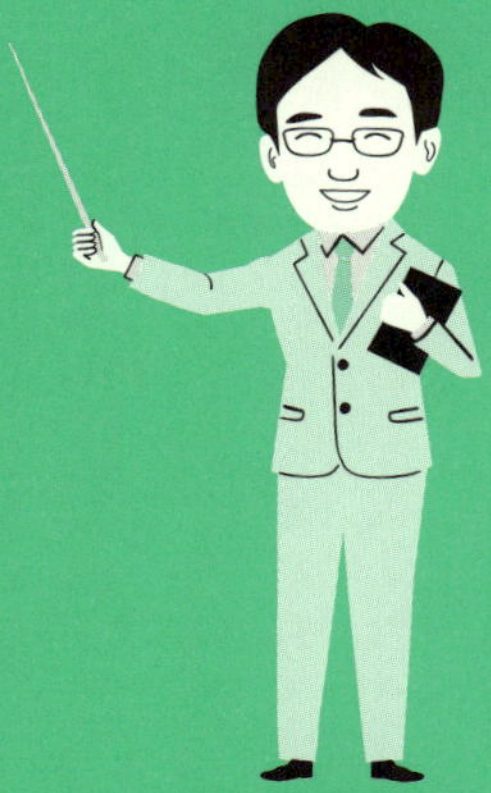

第3章

プロセスとしての自己と「今の瞬間」への気づき

ACTモデルで見るマインドレスな状態

アクセプタンス＆コミットメント・セラピー

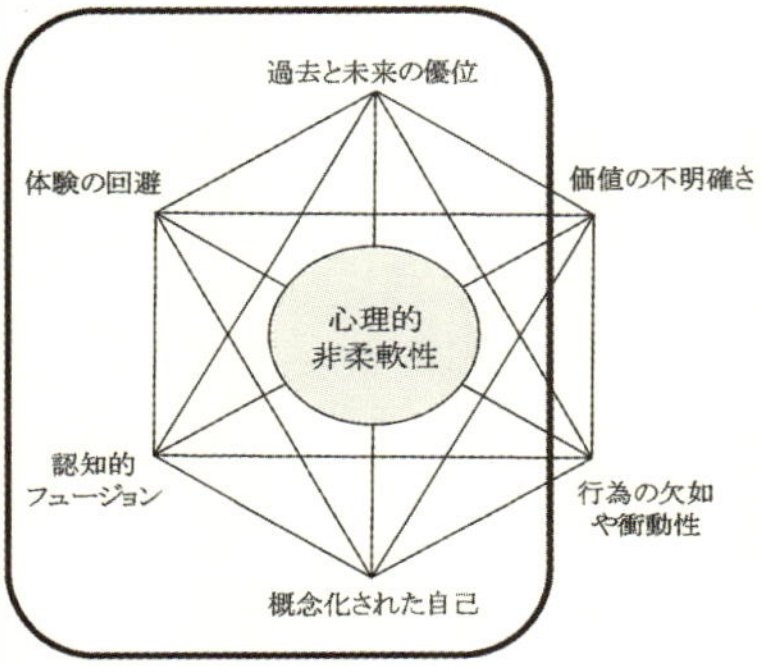

- 以下の4つの行動クラスの頻度が高まった状態。
  - 体験の回避：苦痛な思考や感情を回避する行動
  - 認知的フュージョン：思考と現実や自己を混同する行動
  - 過去と未来の優位：時間概念と「現実」を混同する行動
  - 概念化された自己：自己概念と「自己」を混同する行動

（ルオマ・ヘイズ・ウォルサー、2009）

ACTモデルで見るマインドフルな状態

アクセプタンス＆コミットメント・セラピー

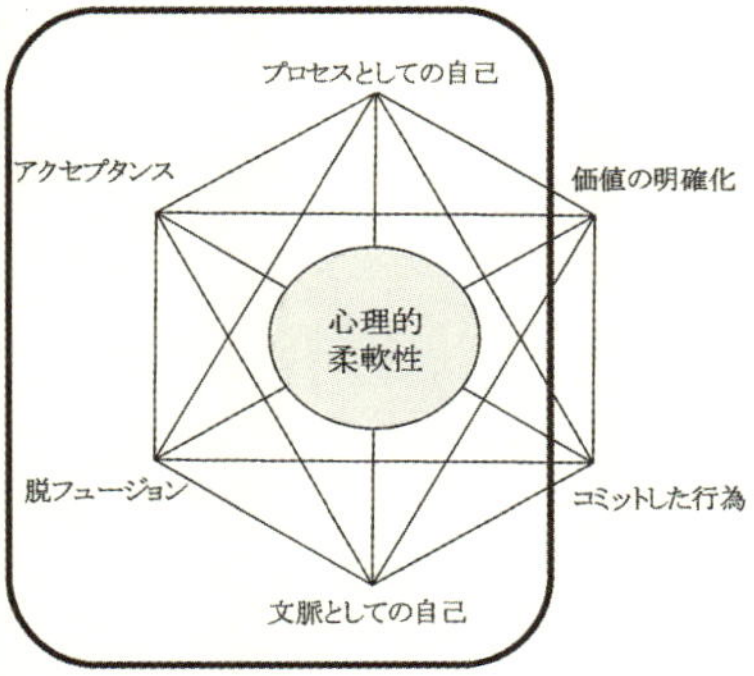

- 以下の4つの行動クラスの生起頻度が高まった状態。
  - アクセプタンス：心を閉じずに開いておく、ゲーティング機能
  - 脱フュージョン：考え続けることを一旦止めて、思考と現実を区別する機能
  - プロセスとしての自己：現実との接触を促進し、随伴性知覚を高める機能
  - 文脈としての自己：注意のフォーカスを最大にし、偏りなく現実を捉える機能

（ルオマ・ヘイズ・ウォルサー、2009）

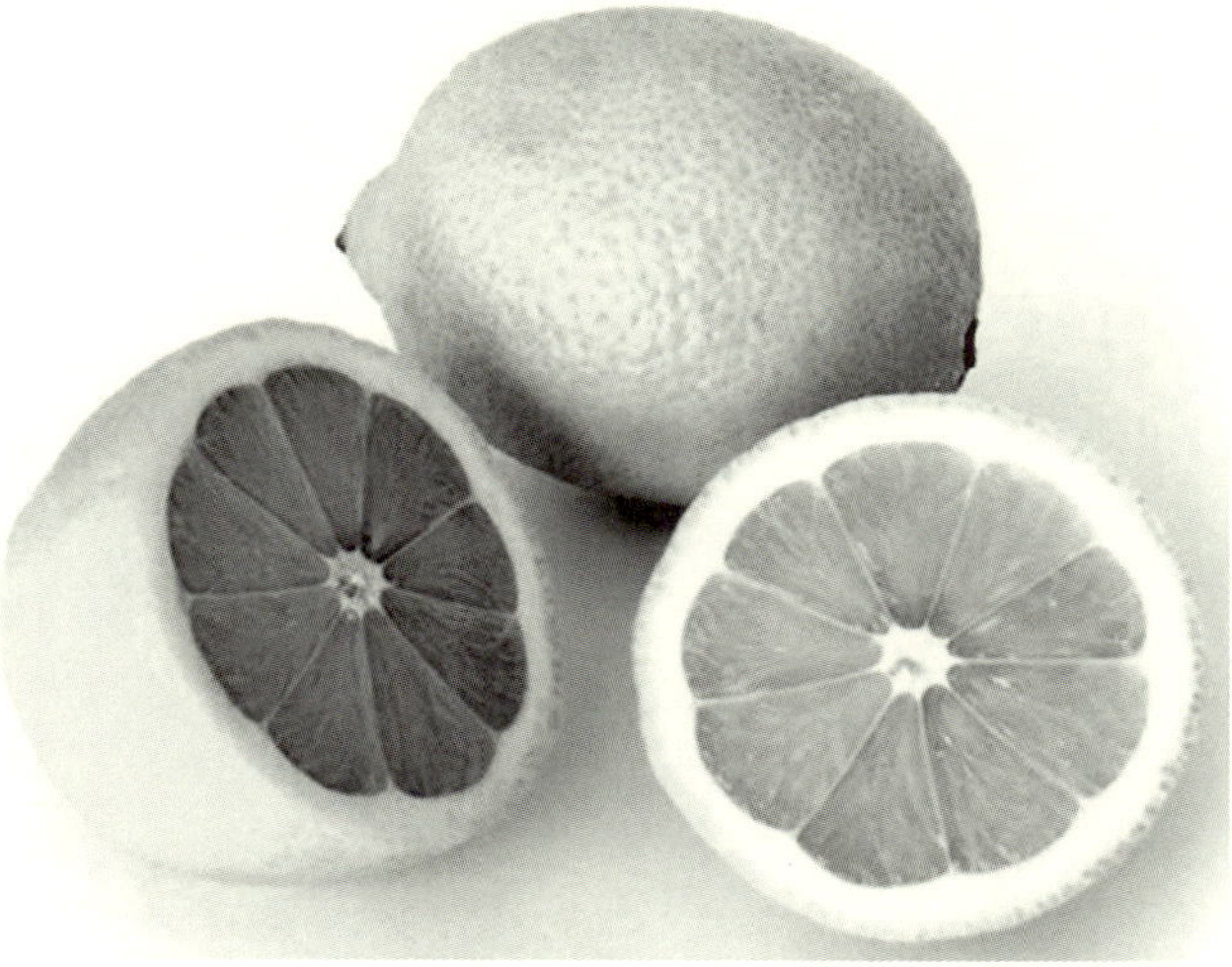

今のお話をもう一歩進めていきましょう。
マインドレスな状態を作る４つの要素のうち「①体験の回避」と「②認知的フュージョン」について詳しく見てきましたので、次は「③過去と未来の優位」と「④概念化された自己」について、見ていくことにしましょう。

(1)プロセスとしての自己の必要性

「レモン」と頭の中で言うと、レモンが浮かんでくるのは人間にしかない素晴らしい能力であると説明しました。しかし、人間にはこの能力があるために、現実との接触が失われて（現実がじかに感じられなくなって）、バーチャルな世界のほうに囚われてしまいがちです。

現実がお留守になっている状態から抜け出すためには、「心を閉じない、呑みこまれない」で、今ここを感じる、今体験していることに目を向けて感じ取る能力を高めていくことが必要です。

CHECK!

☑今ここの体験を感じ取る能力、あるいはそういう行動のことを「プロセスとしての自己」という。

☑その働きを高めていくことがさらに必要になる。

⑵私的出来事に気づき、タクトする

・０５５頁の図は私たちが何を体験し、何を知覚できるのかを描いたものです。

・点線の外側が私たちが住んでいる世界（環境）で、点線の内側が私たちの体です。体と外の世界との境目は皮膚ですから、点線は皮膚を表しています。皮膚にくっついている私たちの目が、外の世界で起こっていることを観察しています。

・外の世界はすべての人が共有しているので「公的環境」、外の世界の出来事

私的出来事への気づきとタクト（報告行動）

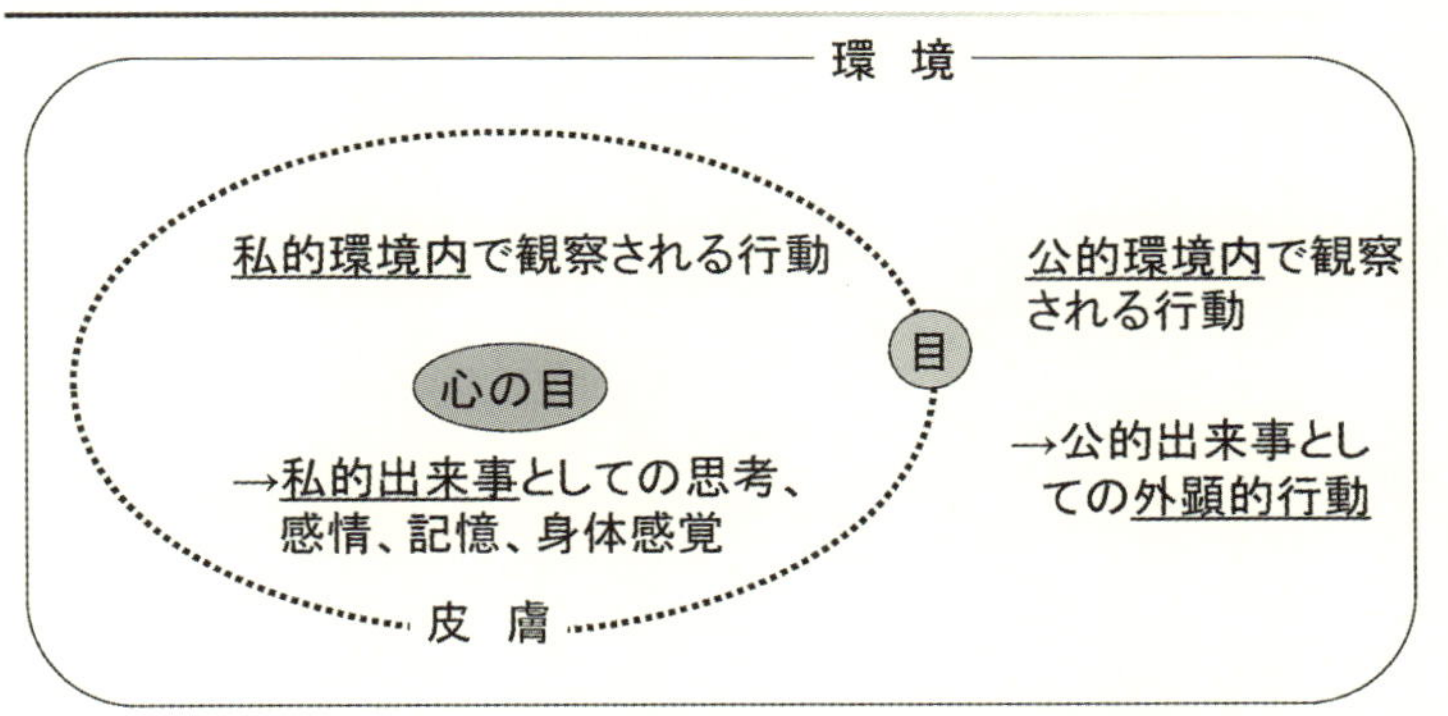

プロセスとしての自己＝私的出来事に気づきタクト（報告）する行動。

はすべての人が観察できる行動なので「公的出来事」です。私たちは公的環境内の公的出来事を観察できます。

・それに対して、自分だけが観察できるものがあります。それは自分の体験です。今こういうことを考えた、こういったことを思い出した、あるいはここがかゆいとか。これは自分の中だけの環境で起きている出来事なので「私的出来事」といいます。

・私たちは私的出来事も観察することができます。

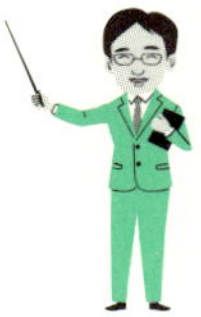

【解説】自分の考えや思いをなぜ「出来事」と呼ぶのか

たとえば、今、廊下で大きな音が鳴ったら、私たちは「何だ、何だ?」とそちらに注意を向けます。自分の外で起きている出来事だから、何が起こったかわからない。だからそちらに気持ちを向けて何が起きたのか知りたいと思うわけです。

では、今、私の胸が痛くなった。この場合はどうでしょうか? 外で大きな音がしたときと同じように、「この痛みは何だろう?」と、そちらに注意を向けます。自分の体の痛みだけれども、なぜ痛いのかわからない。つまり体も感じている自分の外側にあるもの、ということになります。

何かを思い出したときは、どうでしょうか。これまで一度も思い出したことのなかったことが、ふと浮かぶことがあります。自分で思い出しているのかと言うとそうではなく、何かのきっかけでふっと出てくる記憶。記憶も自分とは関係なく勝手に出てきてしまう出来事と考えられます。

考えや感情も同じです。いつもいつも同じようなことを考えて、グルグル同じところを回ってしまうということはないでしょうか。自分がそう考えようと思って考えるのではなく、癖や習慣として勝手に出てきている。つまり、考えも出来事だととらえられるわけです。

自分の体や自分の心の中で起きている出来事、私的環境内を観察するための目は「心の目」と言うことができるでしょう。心の目が私的環境内で起きたいろいろな出来事に気づいて、「今こういうことを考えているぞ」「今こういう記憶が出てきたぞ」「今こういう体の痛みがあるぞ」というふうに、自分に報告しています。それをプロセスとしての自己と呼ぶわけです。

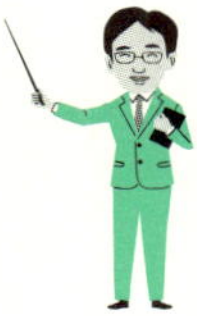

【ここがポイント】
タクト（報告行動）は練習によって鍛えることができる！

私たちは自分の私的環境内で起こる出来事に気づいて、自分に報告することができるわけですが、この報告するという行為は、練習をするとどんどん上手になります。私たちが学校や会社で、「ちゃんと報告しなさい」と言われて、最初は何を報告していいかわからないけれども、何度も報告しているうちに上手になっていくのと同じです。

体験していることに気づきを向けて、観察して、それを言葉にして報告する。別に言葉にしなくても感じて自覚することはできますので、絶対に言葉が必要かは微妙ですけれども、気づいて自分に報告することがプロセスとしての自己である、それは練習によって鍛えることができるということをまずは理解してください。

先ほど実践した瞑想では、「かゆみ、かゆみ」「雑念、雑念」と自分に声を掛けました。今自分が体験していることに気づいて自分に報告をしたわけです。

報告する行動を「タクト」といいます。

言葉を用いて自分にタクトすることは、やればやるほど上手になり、気づきやすくなっていきます。

CHECK!

・報告する行動を「タクト」という。
・気づいて自分にタクト（報告）することが「プロセスとしての自己」である。
・雑念や五感、感情などに引き込まれていることに気づいたら、「雑念、雑念」「怒り、怒り」などとラベリングをしてそっと呼吸の感覚に戻る。これを繰り返し練習することによって、プロセスとしての自己が鍛えられる。

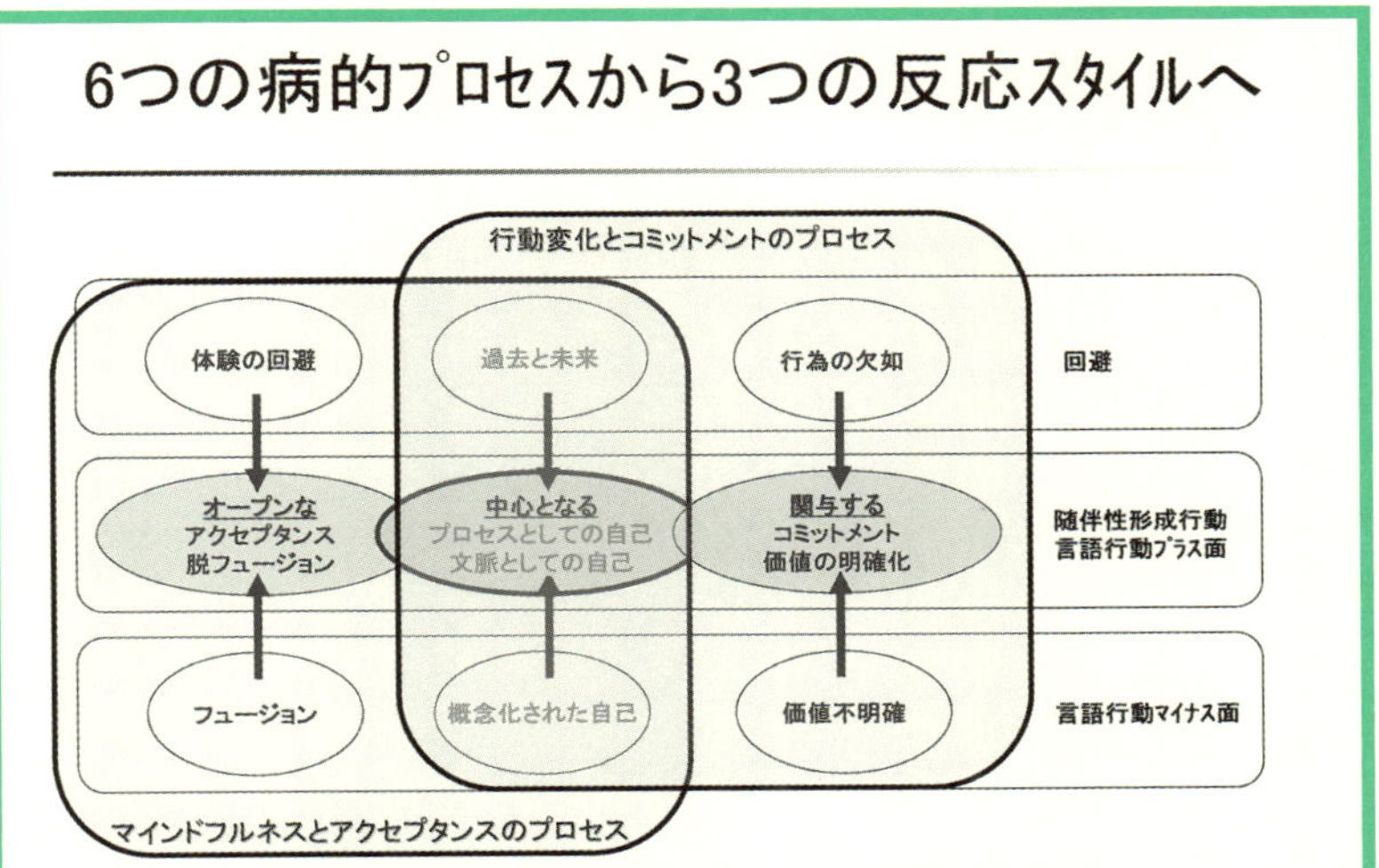

上３つ、下３つが病的プロセス。真ん中の３つが健康な反応スタイル。

(3) 6つの病的プロセスから3つの反応スタイルへ

先ほど6つの病的な行動パターンから、健康で心理的に柔軟な行動パターンに切り替える仕組みを2つの六角形で示しました。それを1つのスライドにまとめたものが上の図です。

○6つの病的プロセス

図の上方にある3つ「体験の回避」「過去と未来（が優位になった状態）」「行為の欠如（必要なことをやらないでいる回避の状態）」と、下の3つ「フュージョン（考えたことと現実の混同）」「概念化された自己（自分に対するイメージと現実の自分の混同）」「価値不明確（自分が何を大事にして、何を志していくかが不明確で言葉のポジティブな力を上手に使えていない状態）」の、合わせて6つが組み合わさると、いろいろとうまくいかなくなるというのがACTのとらえかたです。

○3つの健康な反応スタイル

それを健康な6つに変えていくわけですが、健康な6つというのは、2つずつ組にして、3つにまとめて理解することができます。

①オープンな反応スタイル　「アクセプタンス」と「脱フュージョン」

心を閉じて考えに呑み込まれてしまうのではない、オープンな反応スタイル。言葉に呑み込まれずに心を開いて現実をきちんと感じましょう、現実に対してオープンでいましょうという反応スタイルのこと。

②中心となる反応スタイル　「プロセスとしての自己」と「文脈としての自己」

「過去と未来が優位な状態」と「概念化された自己」から離れて、自分の中心を感じつつ、現実をきちんと偏りなく感じ、等身大にとらえている反応スタイルのこと。

③関与する反応スタイル　「コミットメント」と「価値の明確化」

自分が何を大事にして、何を志していくかが不明確で言葉のポジティブな力を上手に使えていない状態から離れて、自分にとっての「価値」（人生の方向性、志など）を言葉にして、それに沿って行動をしていく反応スタイルのこと。後で説明する、マインドフルネスを実践していった結果実現される「メタ認知的気づきと真の自由」と関連する反応スタイルである。

ＡＣＴでは、「①オープンな反応スタイル」と「②中心となる反応スタイル」を合わせて、マインドフルネスが実現した状態と考えています。

「②中心となる反応スタイル」のうち、「過去と未来が優位な状態」ではなく、「今ここを感じ取る」「今の体験にきちんと注意を向ける」「今の体験を意識する」ことが「プロセスとしての自己」であると説明しました。

もう１つの「文脈としての自己」について、これから詳しく見ていくことにしましょう。

第4章

文脈としての自己と「体験の場」への気づき

文脈としての自己とは何者？

- 文脈としての自己＝場としての自己
  - 私的出来事としての思考、感情、記憶、身体感覚が起こる「場」に気づき、タクトする行動。
- 観察者としての自己
  - 私的出来事に気づき、タクトするために観察をする行動。
- 視点としての自己
  - 私的出来事に気づき、タクトするための前提として、特定の視点を取る行動。
- この3者が同じ働きを持つとは、どういうこと？

マインドフルネス瞑想をさらに進めていくために、ここからは「文脈としての自己」、そして「体験の場への気づき」というお話をしていきたいと思います。

マインドフルネス瞑想は、注意の集中だけではありません。注意集中は必要条件ですが、十分条件ではないのです。

「マインドフルネス＝集中力を高めることではない」ということが、ここからの説明のポイントになります。

⑴文脈としての自己とは何か？

○文脈としての自己＝場としての自己

・「文脈としての自己」は、日本人の場合「場としての自己」という言い方をしたほうがわかりやすいかもしれません。
・たとえば、舞台俳優であれば、物語の内容や他の役者の動き、あるいは観客と舞台のやり取りなどを全部感じた上で、自分が演技をしていると思います。
・そのように、全体を感じ取って自分が動くことを「場としての自己」と言います。

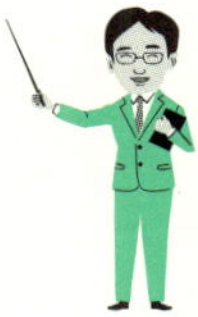

【解説】プロセスとしての自己と文脈としての自己の関係

私たち一人ひとりにとっての場は、「私的出来事」としての思考、感情、記憶、身体感覚を体験する場です。**私的環境内で起こっている一つひとつに気づいて報告をする行動を「プロセスとしての自己」**と先ほど説明しましたが、そういう**一つひとつの出来事が起こる場所の全体に気づいて、自分の体験の場について自分に報告する行動のことを「文脈としての自己」**というわけです。

つまり、「プロセスとしての自己」は「文脈としての自己」と対になっています。自分の体験の場があって初めて、その中の一つひとつのものについて気づくことができて、報告ができるのです。

その場の全体に目が向いてないと、報告は偏ってしまいます。その場の一部だけに目を向けて、そこについてしか報告できなかったら、気づきが不十分になります。

ですからまず、気づくことができる場の全体をとらえた上で、起きてくる一つひとつに気づいて自分に報告していくということになるわけです。

○観察者としての自己、視点としての自己

・「文脈としての自己」と「場としての自己」には別名があります。

・それは「観察者としての自己」と「視点としての自己」です。

・「観察者としての自己」というのは、全体を観察している自分のことであり、「視点としての自己」というのは、「観察者としての自己」がどこから見ているのか、その見ている視点のことです。

・図（067頁）で説明すると、「文脈としての自己」は私的出来事が生じる皮膚の内側の背景になっています。「プロセスの自己」は、私的環境内で起こってくる一つひとつの出来事に目を向けていましたが、「場としての自己」「文脈としての自己」は、その背景になっているわけです。

・自分の体験が起きている場の全体をとらえるためには、視野が広がっていなけ

私的出来事が起きる場（文脈）のタクト

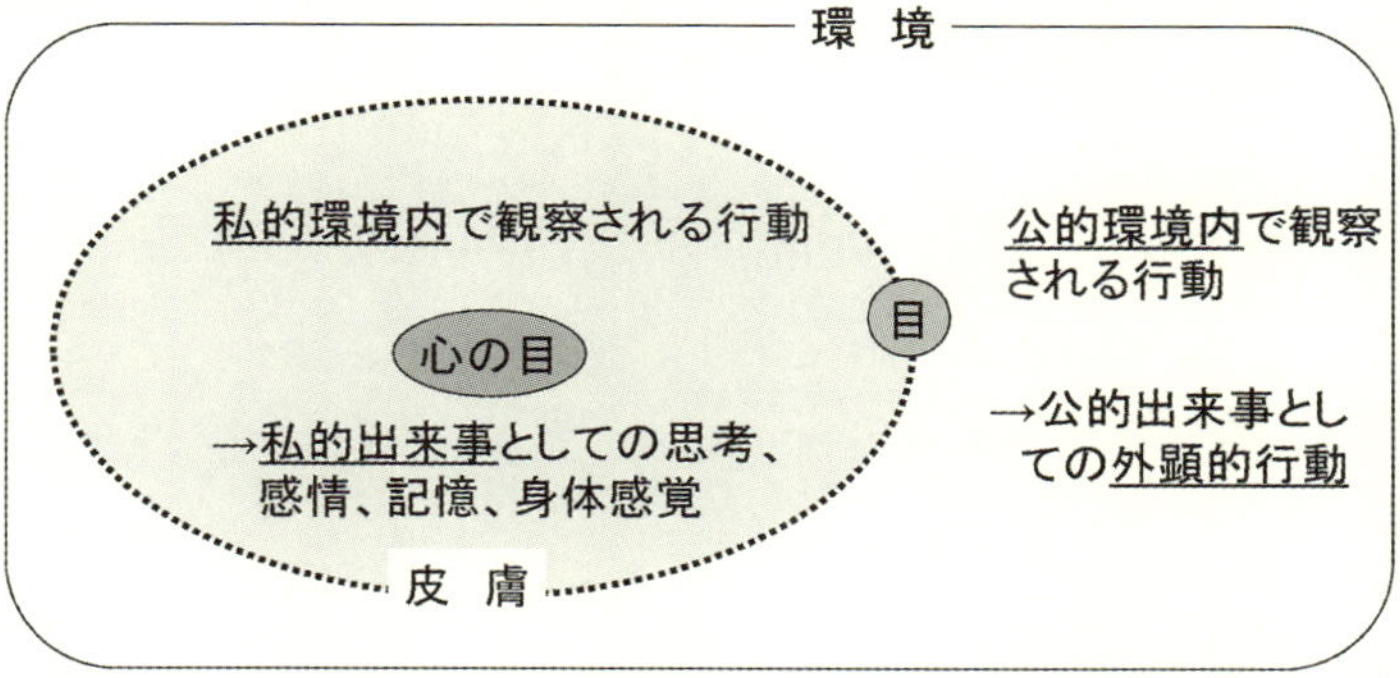

場（文脈）としての自己＝私的環境全体に気づきタクト（報告）する行動。

れぱなりません。

・これは「注意の集中」に対して「注意の分割」に当たります。注意を分割して、いろいろなところに気を配ることができていないと、全体をとらえることはできません。

・「気を配る力」「注意を分割する力」がマインドフルネスでは非常に重要です。

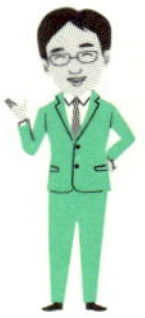

【コラム】マインドフルネスと日本文化

マインドフルネスは、日本文化の中のいろいろなところに息づいています。禅をはじめ、武道、芸道といわれているものも皆、マインドフルネスという心の使い方を鍛えてきたものと考えていただいてよいと思います。

たとえば、宮本武蔵の集中力だけが研ぎ澄まされていたとしたら、目の前にいる敵は必ず倒すことができても、後ろから切られて終わりです。目の前だけに集中して、後ろは感じなかったとしたら、剣豪にはなれなかったでしょう。

宮本武蔵は背中にも目があったのではないかというくらい、どこから切り込まれても必ずそれがわかった。それは常に気を配って（注意の分割をして）、いろいろなものを感じ取っていたからできたことです。

世界的な心理療法である森田療法を開発した森田正馬《まさたけ》先生が、「いつもハラハラしていなくてはいけない」というようなことを言っていますが、それも「いつも気を配って感じ取っていなくてはいけない」という意味だろうと思います。

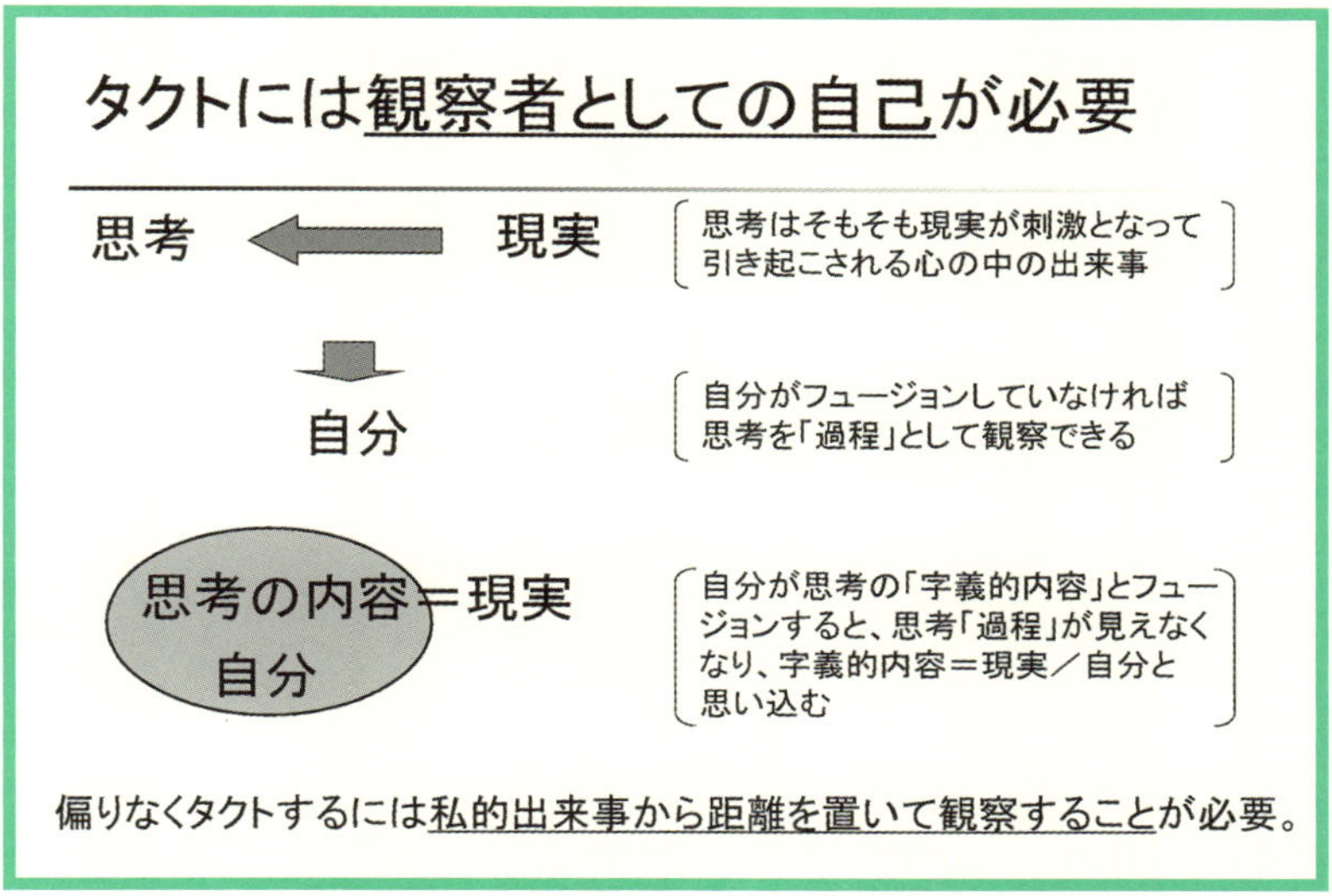
タクトには観察者としての自己が必要
思考
現実
思考はそもそも現実が刺激となって引き起こされる心の中の出来事
自分
自分がフュージョンしていなければ思考を「過程」として観察できる
思考の内容＝現実
自分
自分が思考の「字義的内容」とフュージョンすると、思考「過程」が見えなくなり、字義的内容＝現実／自分と思い込む
偏りなくタクトするには私的出来事から距離を置いて観察することが必要。

⑵偏りのないタクトには観察者としての自己が必要である

観察者としての自己について、詳しく見ていきましょう。

・私たちが何かを考えたとき、自分の周りにバーチャルな世界がふっとでき上がります。考え続けている間ずっと、そのバーチャルな世界の中に私たちはいるわけです。

・バーチャルな世界の中から外を見ようとしても、バーチャルな世界が作り出す風船の中に閉じ込められているために、どこまでがバーチャルな世界で、どこからが現実の世界かがわかりません。

・見ている自分自身もその風船の中に閉じ込められているわけですから、思考の内容と現実が区別できないような状態になっています。
・これが、私たちがものを考えているときの状態です。

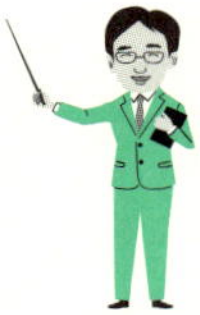

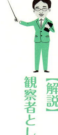

【解説】観察者としての自己

ものを考えているときというのは、夢を見ていてそこから抜け出せない状態と似ています。夢から覚めると「変な夢を見たな」と思うように、私たちが「ああ、締め切りが近いな」「あ、これまだやってなかった」「これもまだできていない」「あの人に連絡を取らなくちゃいけない、どうしよう」と考えごとで混乱しているときも、どこかでハッと気づきます。「私は今までだってそうだったしな」「何とかしてきたよな」「大丈夫だ」とハッと気づいて、ハッと我に返る。これがマインドフルネスです。

考えて考えてあまりに極端になると、どこかで我に返って、マインドフルネスな状態になる。そのとき何が起こったのかというと、考えが止まったのです。考えがあまりに極端になってしまったので、そこで止まった。

止まった途端に風船が弾けます。そうすると、自分が風船から離れたところ（風船の外）に立って、現実が別のところに見えるという状態になります。「考えていることと現実が一緒なわけがないよな」「自分だって考えたことと一緒なわけがないよな」とわかるわけです。

このように、マインドフルネスが実現したときに見ている、感じている自分を「観察者としての自己」といいます。

私たちが自分の体験している全体を偏りなくタクトするためには、私的出来事から距離をおいて観察する、観察者としての自己が絶対に必要なのです。

(3)自由連想タスク（実践）

観察者としての自己（自分の体験のフィールド全体を観察すること）を経験するのに「自由連想タスク」という練習が有効です。

これは、思考を見るのと同時に、思考が浮かんでくるフィールドもあわせて感じるようにするという練習です。

自由連想タスク
－思考を見ること＝私的出来事と観察者としての自己－

- 今から少し時間を取って、普段よく使う言葉のリストを読み上げていきます。
- その際に、あなたの心はそれぞれの言葉に反応して色々と動くと思いますが、好きなようにさせておいて下さい。ここでは、心の反応を意識的にコントロールしようとしないことが重要です。心の中で起こる出来事に、受身的に気づくようにだけしてみて下さい。
- そうすると、ほとんど何も浮かんでこないこともありますし、映像やイメージが浮かんでくることもあれば、気持ちや感覚の動きまで感じられることもあります。
- それでは、これから普段よく使う言葉を、一つずつ読み上げてみます：みかん、鉛筆、テーブル、虎、木、ガラス、そよ風、銅像・・。自分の心を眺めてみたとき、何が起こりましたか。

（Wells A, 2009）

ライブ講義動画「自由連想タスク」で練習してください。

○実践

※ライブ講義動画「自由連想タスク」を再生して実践してください。

それでは目を開けてください。

自分の心で何が起こりましたか？　たとえば、台風とそよ風では、明らかに違う心の動きがあったのではないかと思います。勝手に心は動いて、それを私たちは観察することができます。言葉を読み上げていくと、1つ聞くごとに何かが動いて、それが観察できる。また1つ聞いたら何かが動いて観察できる。そういうスクリーンのようなものが感じられたということもあったかと思います。

簡単な練習ですので、もう一度やってみて、どんな体験ができるかを確認してみてください。

第5章

メタ認知的気づきと真の自由

心が心を見ることができるのか？

- 自分の目で目を見ることができないのと同じ。
- しかし、鏡を使えば見ることができる。

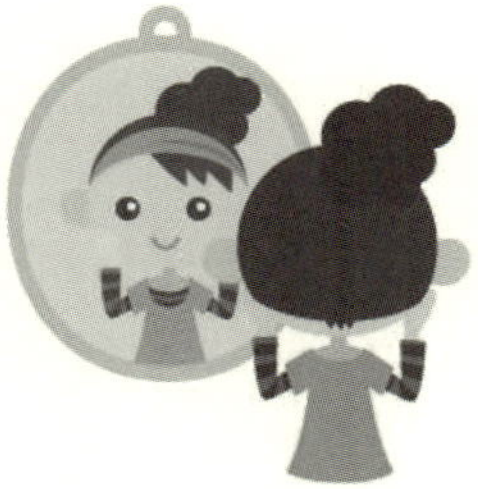

- 心で心を見るための「鏡」とは何？
- どのような体験になる？

最後は、メタ認知的気づきと真の自由についてです。「メタ」というのは一段上のレベルということです。観察者としての自己のような立場でメタ的に気づくということと、私たちが「真に自由になる」ということは関係しています。

マインドフルネスは真の自由をもたらしてくれることが非常に大きな意味を持つとともに、厳しい今の世界を生き抜いていくために貴重なものなのです。

(1)心で心を見るための鏡とは？

私たちの私的出来事が起こる場の全体を観察してタクトするのが「場としての自己」「文脈としての自己」であると説明しました。

では、観察しているのは誰なのでしょうか？　私的出来事が起こっている場は心の全

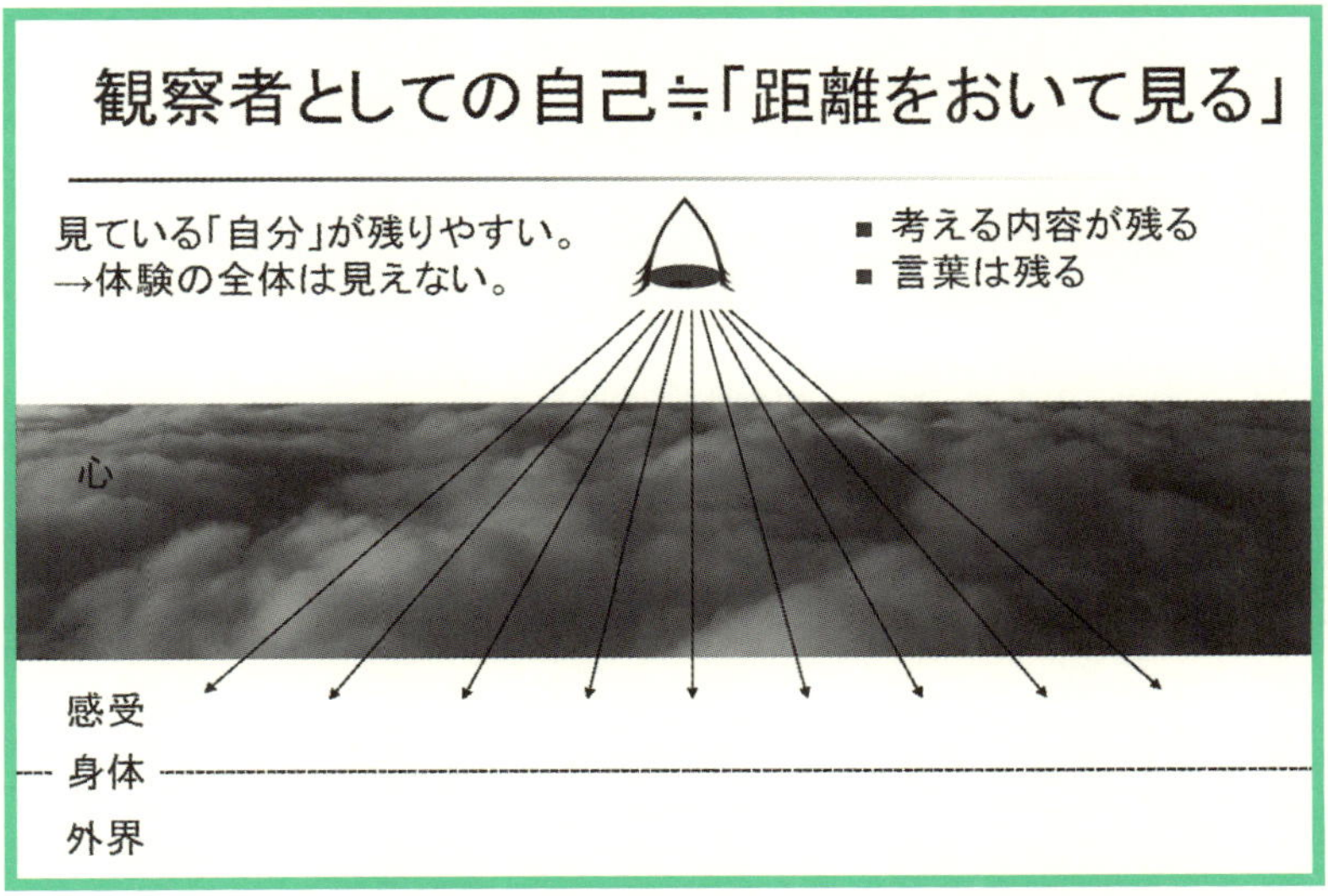

体であるけれども、心の全体を誰が観察するのでしょうか？　それも心が観察しているはずです。でも、心が心を見ることはできるのでしょうか？

　自分の目で自分の目は見えません。しかし、鏡を使えば自分の目を見ることができます。

　では、心で心を見るための鏡というのは何なのでしょうか？

　マインドフルネスでは、その鏡をどうやって作り出しているのか、それはどのような体験なのかが最後のテーマになります。

⑵観察者としての自己≒「距離をおいて見る」

・上の図は「観察者としての自己」のイメージを描いたものです。雲は心の中

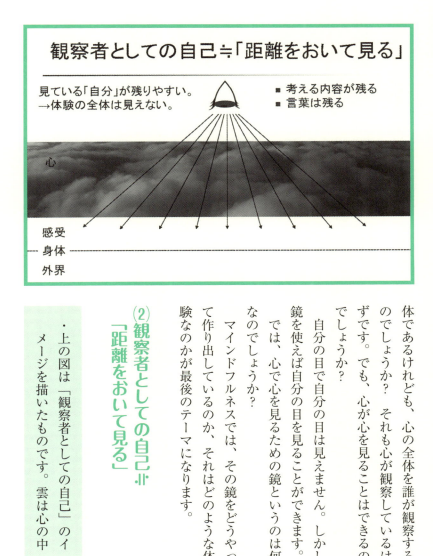

の怒りや欲、混乱が渦巻いている様子を表しています。雲の向こうに広がっているのが、現実（外界や身体、感受）の世界です。

・雲（心）に巻き込まれずに現実を見通すための1つの方法が、高いところから距離をおいて見ることです。

・でも、距離をおいて見ているのは自分です。

・何のために距離をおいて見るのかというと、嫌な思いをしたくないからです。うつになりたくないから、不安になりたくないから、怒りたくないから、ちょっと自分の感情から距離をおいて見ようとする。そうすると、見ているほうに自分が残ってしまって、体験の全体が見えなくなってしまいます（残っている自分のことが見えないので）。つまり、考えている内容や言葉が残ってしまいます。

(3)場としての自己＝「注意を無数に分割する」

・ではどうすればよいのかというと、先ほど説明した「場としての自己」が答えです。

・077頁の図は目が分割されて、様々な出来事を見て観察している様子を描いたものです。距離をおいて見るのではなくて、注意を無数に分割する。つまり、

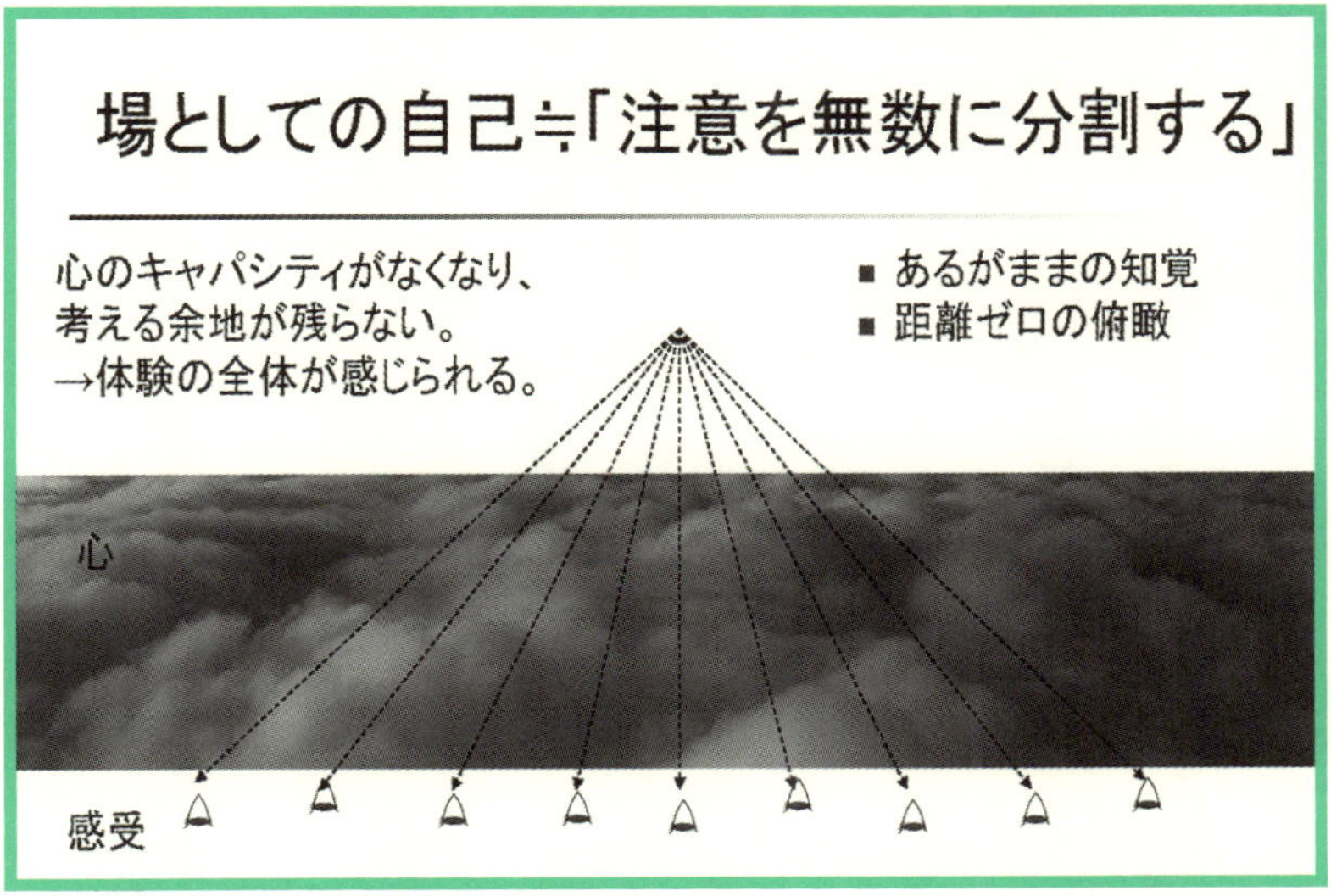

いろいろなところに同時に気を配って、そこを感じるようにするわけです。

・そうすることによって何が起こるかというと、心のキャパシティがなくなって考える余地がなくなります。キャパシティは限られているので、使ってしまえば考えることができなくなります。

・そうすると結果的に、体験の全体が感じられるようになります。いろいろなものに気を配ると心のキャパシティが残らないから考える余地が残らない。でもいろいろなものに気を配っているから、いろいろなものを体験することができて、体験の全体を感じることが可能になるという仕組みです。

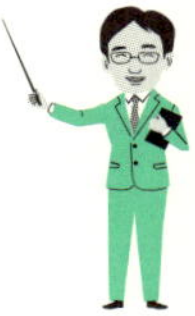

【解説】距離ゼロの俯瞰

概念化された自己とは自分の思考が作り出したものであると説明しました。ですから、考える余地がなければ、それは作り出されません。

自分というものが作り出されないと、あるがままに現実が自覚されるようになります。

これを「距離ゼロの俯瞰《ふかん》」といいます。高いところから見て俯瞰した場合は、見ている自分が残る。でも気を配っていろいろな出来事を感じ取っていれば、広い範囲を俯瞰しつつ、距離はゼロになるのです。

見ている自分と見られている対象の間に分け隔てがない状態です。たとえば何かが聞こえていたら、自分がその聞こえているものそのものになる。何かが見えていたら、自分が見えているものそのものになる。そういう体験が得られるということになります。

これは、「場としての自己」が「場としての自己を感じている」という体験です。つまり、鏡に映っている自分の目が自分を見ているように、場としての自己が場としての自己を感じているのは、自分が自分に見られているという体験になります。

CHECK!

・注意を分割して、いろいろなものを同時に感じ取ると思考が働かなくなり、自分が生まれなくなる。

・そうすると、感じている世界で起こることと、それを見ている自分が同時に生じて同時に消えて行くことになる。

・これが「場としての自己」が「場としての自己を感じている」という「注意の分割が実現した体験」である。

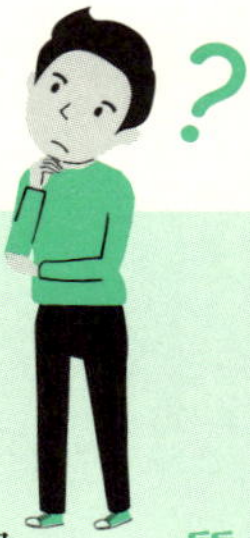

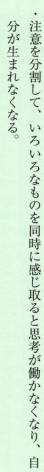

Q&Aコーナー

質問

人間の脳はシングルタスクしかできないと聞いたことがあります。視点を無数に分割しているときというのは、脳はどのように働いているのでしょうか？

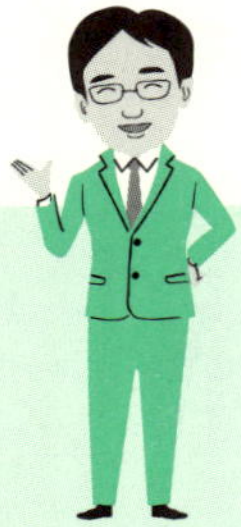

回答

視点を無数に分割している際の脳のデータはまだ十分に明らかにされていません。ただ、複数のものを同時に感じ取るというよりも、場の全体を感じ取るというシングルタスクによって、その中で生じる私的出来事に対する感受性を高めるというのが、実際に行っていることかもしれません。

⑷場としての自己と脱意味化の体験

簡単な練習で心のキャパシティが限られていることを体験してみましょう。気を配ることがいかに思考をできなくしてしまうかを実感できると思います。

○実践

※081頁の図のエクササイズを実践してください。

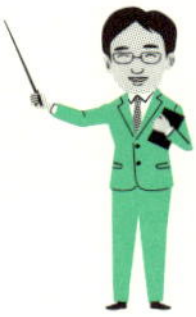

【解説】注意を向ければ向けるほど、考える余地がなくなる

「足を意識して、文章を読む」エクササイズ
―注意の分割＝場としての自己と脱意味化の体験―

■ あなたの足に注意を向けてください。どんな感じがしますか？　足に注意を向けたまま、以下の数行を読んでください。

さいた　さいた
チューリップの　花が
ならんだ　ならんだ
赤　白　黄色
どの花みても
きれいだな

（ヘイズ＆スミス、2010）

いかがでしたか？　チューリップの花の歌ですが、足の裏を感じながらやってみると、いつもとは感じが違っていたと思います。いつもだったら歌やメロディーが浮かんできたり、風で揺れている赤、白、黄色の花や、子どもたちの遊んでいる声が浮かんできたりするのに、足の裏を感じながらだと、そういうものはほぼ浮かんできません。

それは、足に注意を向けることで心のキャパシティを使ってしまったからです。

1つのことに注意を向けるだけでも、心のキャパシティの残りはこれほど少なくなるのです。つまり、いろいろなものに注意を分割すればするほど、現実はありありと感じるけれども、考える余地がなくなってしまって、ただ現実をありありと感じているだけという体験が起こり

やすくなるということです。

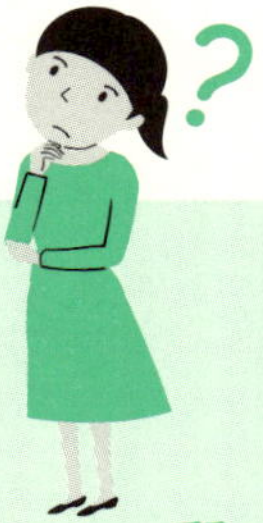

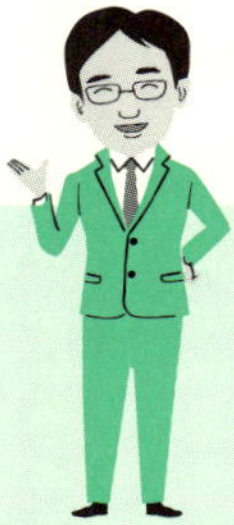

Q&Aコーナー

質問

育児をしていると、子どもの相手をしながら、料理もしながら、掃除もしながら……といったように、それこそ注意を無数に分割しているのが常で、悩む暇がありません。確かに「心のキャパシティがなくなり、考える余地が残らない」からだと思いますが、疲れます。視点を無数に分割することで余計疲れてストレスがたまるということはないのでしょうか?

回答

恐らく、そういった場合は注意の分割ではなく、注意の転換を繰り返しているのだと思います。そうすると全体が見えないので、無駄な行動やそれにまつわる思考も多くなってしまい、疲れが大きくなる可能性があります。また、「まとめ」で補足しますが、分割の練習は繰り返せば繰り返すほど、心的な努力を必要としなくなり、疲れにくくなっていきます。

⑸われわれは常に同じ視点を使う

最後に、「観察者としての自己」はどこから見ているのかというお話を、ごく簡単にしておきたいと思います。

・私たちは常に同じところから見ています。
▼誰が見ているのか　↓私が見ている
▼いつ見ているのか　↓今見ている
▼どこで見ているのか　↓ここで見ている

私が、今、ここで、見ているのであって、他人が、明日や昨日に、別の場所で、見ているわけではありません。

われわれは常に同じ視点を使う

私は、ご機嫌だ。
私は、楽しい。
私は、さびしい。
私は、お腹がすいた。
私は、ご飯を食べたい。
私は、おもちゃが欲しい。
私は、動物園に行った。
私は、お風呂にはいった。
私は、テレビをみた。
私は、勉強をした。
⋮

- 「私ー あなた」「今ー あの時」「ここー あそこ」の3組による視点が、多数の実例による訓練によって確立する。
- われわれは常に、「私・今・ここ」の視点（視点としての自己）から観察する。

私は、[redacted]。

・私たちは常に「私は○○」「私が○○」と表現します。「私はお腹がすいた」「私はご飯を食べたい」「私はおもちゃが欲しい」「私は動物園に行った」「私はお風呂に入った」などと言います。
・日本語の場合、主語なしで話すこともありますが、あえて「誰が？」と問えば、「私が」であるに決まっているのです。

⑹言葉とメタ認知

・人間だけが、こういった一定の立ち位置から世界をとらえることができることがわかっています。
・動物はそうではなく、その瞬間、その瞬間を感じているだけです。

言葉を使うことが視点を確立させる

- この変わらない視点（指示的フレーム＝視点としての自己）の確立が、人間だけにメタ認知的気づきの（気づいていることに気づく）能力を与える。
- そしてこのメタ認知的気づきの能力が、われわれの心の中に鏡を作り出す。

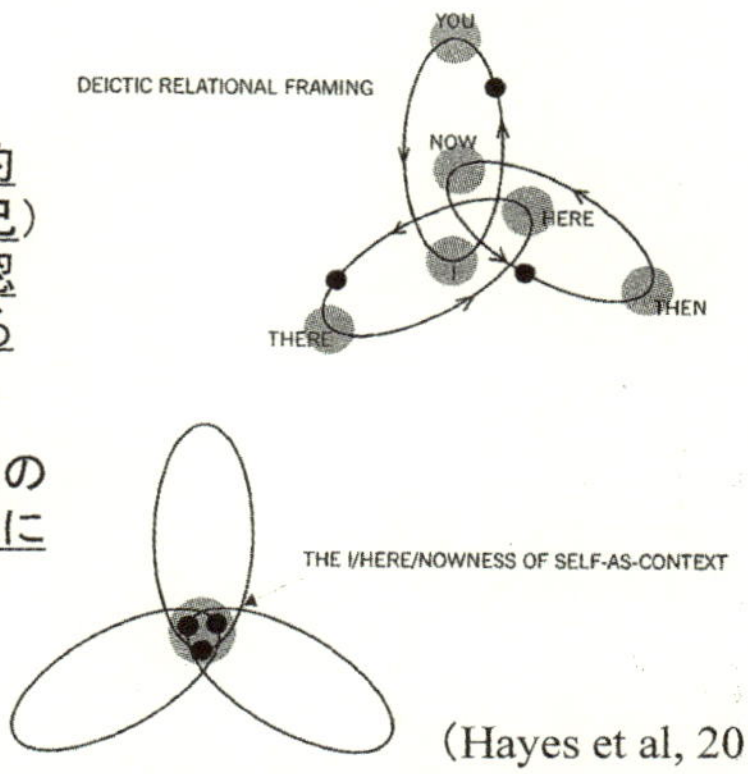

（Hayes et al, 2016）

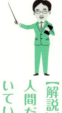

・だから「プロセスとしての自己」という意味では、動物のほうがありありと現実を感じているかもしれません。動物は現実を感じて、すぐに反応して行動する。そしてすぐに忘れてしまいます。

・動物はそれだけの世界に生きているけれども、人間はそうではなくて、常にある特定の場所から世界を見ています。

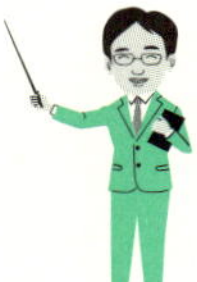

【解説】人間だけに与えられた「気づいていることに気づく能力」

特定の場所から世界を見ることによって、何ができるようになるかというと、「自分が気づいているということに気づける」ようになります。

「今自分はお腹がすいていると気づいている」ということに気づけるようになる、「今自分はイライラしていると気づいている」ということに気づけるようになると、そこで立ち止まることができるようになります。

動物が怒った場合は、ガーッと飛びかかるか、逃げるかしかないわけですが、人間の場合は、「自分は今あいつに対して怒っているんだ」と思っても、「いや、ちょっと待て、ここであいつと喧嘩しても何にもいいことはないぞ」と立ち止まることができるわけです。

これが人間だけに許されている「気づいていることに気づく能力」です。これは言葉を使うことによって、人間が身につけてきた能力であり、言葉を使わない動物にこの能力はありません。

マインドフルネスでは、考えるとその考えの世界に呑み込まれてしまうと説明するので、考えることを敵のように思って、考えないほうがいいのではないかと思われがちです。しかし、そうではないのです。言葉をきちんと使えるようになることによって、自分が気づいていることに気づくというこの一番大事な能力が、自分の中で研ぎ澄まされていきます。

この能力が、「観察者としての自己」や「場としての自己」「文脈としての自己」につながっていき、メタ認知的気づきの能力が、私たちの心の中の鏡を作り出してくれる。その鏡によって、私たちは自分の全体を見ることができるようになります。

体験の回避 ――― 「今」がお留守 ――― 過去と未来の優位

フュージョン ―― 心の中の「妄想」 ―― 概念化された自己

←

プロセスとしての自己 ――― 「今」を体験し意識化する ――― 私的出来事のタクト

場（文脈）としての自己 ―― 体験の広がりを意識化する ―― 体験の場のタクト

←

観察者としての自己　＝　場（文脈）としての自己　＝　視点としての自己

「距離をおいて見る」　「注意を無数に分割する」　「メタ的に見る」

即非の論理（禅）との相同性

- 現実そのものに気づくのを邪魔するのは、言葉がもつ対象との双方向性であるが、その同じ言葉を習得することが視点としての自己を成立させ、現実に気づいていることに気づくことを可能にする。
- このことは、鈴木大拙が「仏は仏にあらず、故に仏なり」と表現した即非の論理と同じことを意味しており、ここに禅との深い相同性がある。
- 気づいていることにメタ的に気づくことが、生きることのメタ的なコントロール（目先のコントロールの放棄）を可能にし、それが真の自由をもたらす。

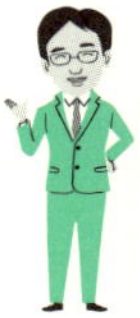

【コラム】禅との共通項

　言葉の習得によって「視点としての自己」が成立し、現実に気づいていることに気づくことができるということは、禅の鈴木大拙という先生がおっしゃっている、「仏は仏にあらず、故に仏なり」という言葉と重なります。

　これはどういうことかというと、「仏は一度仏ではなくなる。そのことによって仏であるということを自覚できる」、すなわち動物はもともと仏だけれども、自分が仏だということを自覚できないので、仏ではない。人間は、一度、悩みの世界、煩悩の世界に迷い込んで仏じゃなくなるからこそ、自分は仏なんだと自覚ができるようになるということです。

(7) 真の自由を獲得する

言葉を使うことになった私たち人間は、バーチャルな世界に囚われてしまいます。

しかし、言葉を使い、「気づいていることに気づく」という能力を高めることによって、バーチャルな世界から抜け出すことが可能になります。

気づいていることに、メタ的に気づけるようになると、生きることのメタ的なコントロールができるようになります。言い換えれば、目先のコントロールの放棄です。メタ的に、最大限に視野を広げて、今自分はどう生きればいいのかを選べるようになる。

これがすなわち真の自由であると考えられるでしょう。

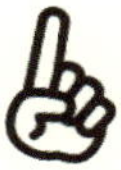

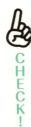

CHECK!

・言葉を使う能力を基盤として、マインドフルネスを実践することによって、「気づいていることに気づく」能力を高めると、バーチャルな世界から抜け出せる。

・気づいていることに気づけるようになると、生きることをメタ的にコントロー

マインドフルネス瞑想の戦略

- 基本は、「自分の体験に気づいて、反応を止めることによって、いつものパターンから抜けること」である。
- さらに微細に見れば、「今この瞬間の身体感覚・思考・感情などに気づき、それに後続する反応を止め、さらにその体験を見つめ続けることによって、自然とピークに達するまで待つ」という一連の行動を含んでいる。
- それが、過去の経験によって形成された反応パターン（症状や問題行動）を消去することを可能にする。
- そして引き続き、「自分（世界）が目指す方向性に沿って次の行動を選択する」ことができるようになる。

ルできるようになる。
・最大限に視野を広げて生き方を選べる、
これが真の自由である。

⑻マインドフルネス瞑想の戦略

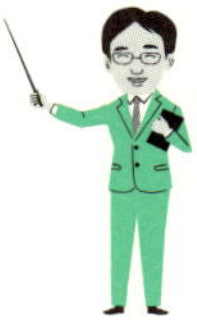

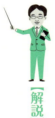

【解説】

マインドフルネス瞑想の戦略の基本は、自分のいつもの体験、たとえば「いつもだったらここでガツンと怒っていたな」「いつもだったらここで逃げ出していたな」「いつもだったら何も言わないで我慢していたな」、というような**体験に気づいて**、いつもの**反応を止める**ことによって、その**パターンから抜け出す**ということです。

いつもだったら、怒りに油をどんどん注いでいた。「でも待てよ、今、私は怒っている。このまま怒り続けていいのだろうか」と立ち止まって、いつものパターンから抜け出すわけです。

体験を見つめ続けると、どこかでピークに達します。ピークに達して下がっていくところまで見ると、過去の経験によって形成された反応パターン（うまくいかないパターン）に入り込まず、立ち止まって抜け出すことができるようになります。そのとき自分は、自分というよりも、もう自分は小さく小さくなって世界とつながった自分になっていますから、世界が目指す方向性に沿って、次の行動を選べるようになります。

どう生きていいかわからないような今の世界を生き抜いていくためにも、出来事の全体を感じて、よりよい行動を選べる能力を高めていくことは大切です。その能力がマインドフルネスによって身につきます。

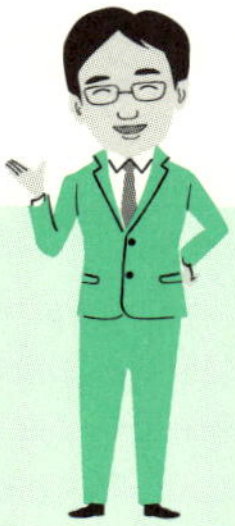

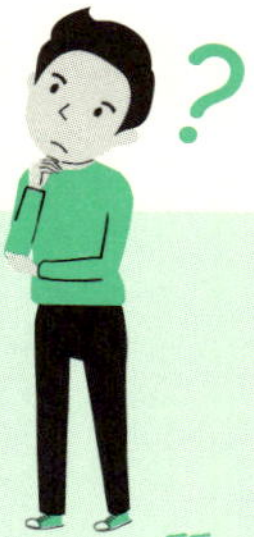

Q&Aコーナー

質問

『実践！ マインドフルネス』（サンガ新社、81〜84頁）には、視点を高く高くすることで、自分が小さくなって自分と対象が一体化するという説明がありました。視点を高く高くすると、まるで現場を知らない政治家のように、浮世離れした存在になりそうな気がするのですが、視点を高くしても浮世離れしないどころか、逆に対象と一体化するのはなぜなのでしょうか？

回答

まず、私は「対象と一体化する」という言い方はなるべくしないようにしています。ただ、同書87頁には「世界と一体になる」、88頁には「外から流れ込んできた世界と、自分が、一体になってしまう」、89頁には「自他の分離がなくなり」と書いています。その違いは何かと言えば、「自分と対象が一体化する」だと、やはり「自分」が「何か」と一体化するという印象があり、「自分」がずっと続いていることが前提になっているからだと思います。そうではなくて、視点を高くしていくことによって自分がどんどん小さくなって（余計なことを考えられなくなって）、「観察する機能」しか残らなくなったとしたら、観察して何かに気づくときに初めて、自分も現れ（自分の機能が発揮され）、観察された世界も立ち現れるということになります。ここでは、気づく自分と気づかれる世界は、瞬間瞬間同時に現れ同時に消えて行くという意味で、一体であると言えるでしょう。つまり、「視点を高くする」というのは、視野が広がり注意が分割されるとともに、余計なことが考えられなくなるということを意味しているわけです。

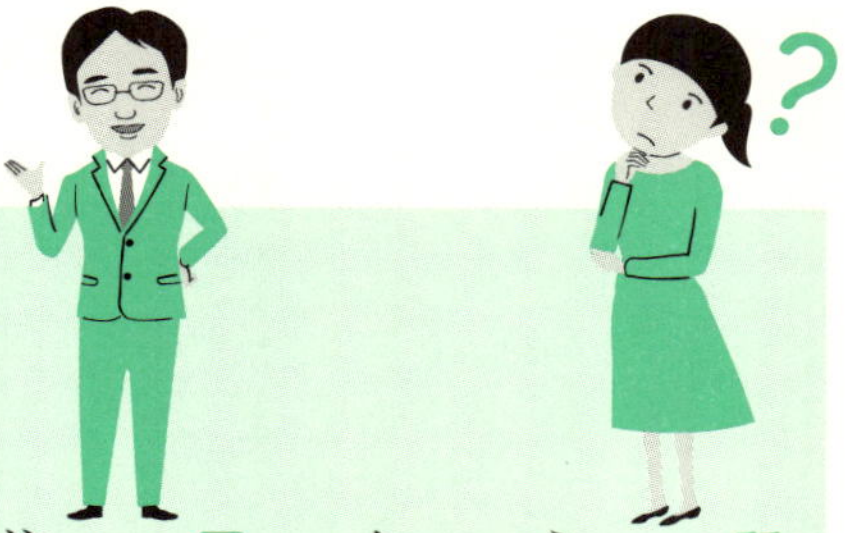

質問

メタ認知的に気づいているときにも「自分が認知している」という意識（思考）は残ると思います。

「場としての自己」になると、メタ認知も超えた認知（無意識の認知？）になるということなのでしょうか？

回答

ご質問の点は、実はとても本質的な問題を含んでいます。つまり、注意を分割しよう、メタ認知的に気づこうという意図がある場合は、そこに自分が残ってしまい、結局は、あるがままの知覚や距離ゼロの俯瞰は実現しなくなります。そこで、その意図の能動性を無くして受動性を高めるために、繰り返しの練習が必要になるわけです。そして、結果的に、完全受動態になって「ただ気づいているだけ」という状態になった際に、意識（思考）がどうなるのかというのが、ご質問の点だと思いますが、それでも何らかの（非個人的な）意識は働いており、それをたとえば禅では「無心」と呼んだり「人（にん）」と呼んだりしています

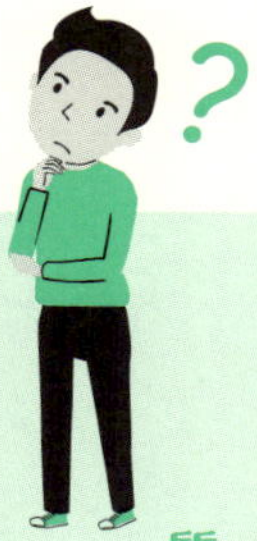

質問

視点としての自己は言葉の習得によって成立するということは、言葉を上手に使える人ほど、真の自由を獲得できるということになるのでしょうか？　つまり、赤ちゃんは自由ではなく、動物も自由ではなく、たとえば言葉のプロである小説家は自由度が高い生き方をしているということになるのでしょうか？

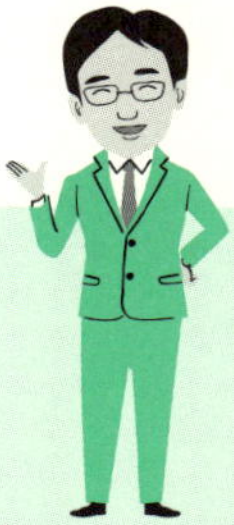

回答

「視点としての自己」の基礎は言葉の習得によって成立するのですが、共通した働きをする「文脈（場）としての自己」や「観察者としての自己」と同じように、それを自覚的に使いこなせるようにするためにはマインドフルネスの実践が必要になります。そのため、赤ちゃんや動物はこの意味では自由とは言えませんが、「視点としての自己」を自覚していない大人も自由度が高い生き方をしているとは言えないことになります。

瞑想2

マインドフルネスの実践

観察瞑想（ヴィパッサナー瞑想）

PRACTICE 2

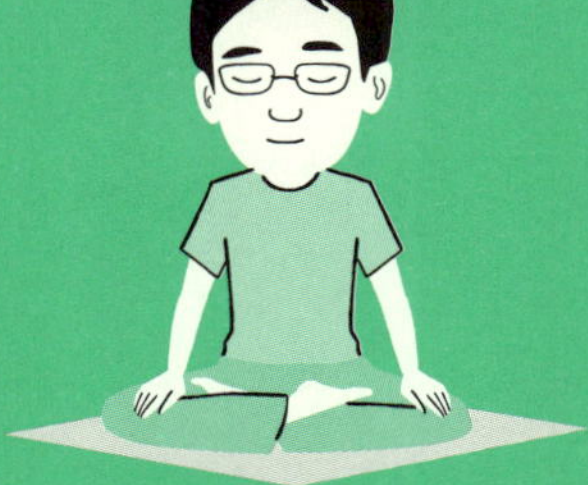

マインドフルネス瞑想の実践

- 背筋がすっと伸びて、その他の身体の力はすべて抜けている姿勢をとる（下腹に少し力が入る）。
- 呼吸に伴う身体の動きと感覚に静かに注意を向ける。
  - 呼吸は「ゆったりと」くらいにして、なるべくコントロールしない。
  - お腹や胸のあたりの動きに注意を向け、「ふくらみ、ふくらみ」「ちぢみ、ちぢみ」と、感覚をそのまま感じ取る。
  - 気づきが追随し、木の葉が風でそよいでいるように、身体がただ膨らんだり縮んだりしているといった感覚が生じることがある。
  - 雑念、五感、感情などに引き込まれていることに気づいたら、ラベリングをしてそっと呼吸の感覚に戻ることを繰り返す。
- さらに注意をパノラマ的に広げて、気づきの対象になる私的・公的出来事の全てを同時に捉え続けるようにする。

それでは、もう一度、マインドフルネス瞑想に取り組んでみましょう。今度は、注意を分割するところも含めて実践してみます。

最初に少しだけ先ほど実践した集中瞑想を行って、そこから注意の範囲を広げて観察瞑想（ヴィパッサナー瞑想）につなげていくという形で進めていきたいと思います。それでは始めていきます。

○観察瞑想のレッスン

①集中瞑想

・先ほどと同じように姿勢を整えてください。目を開けていてもいいですし、目を閉じているほうがいい人は目を閉じてください。

・先ほどと同じように、呼吸にともなう

身体感覚に注意を向けていきます。
・息が入ってくるときに「ふくらみ、ふくらみ、ふくらみ」、息を吐くときに「縮み、縮み、縮み」、何か他の考えが出てきたら「雑念、雑念、戻ります」、あるいはどこかにかゆみが出てきたら、そちらに気持ちを向けて「かゆみ、かゆみ、かゆみ、戻ります」と自分に声を掛けます。
・3分ほど続けてみましょう。

②体全体で呼吸する
・それでは、注意をフォーカスする範囲を少しずつ広げて、自分が体験していること全体を感じてみましょう。
・まずは体全体で呼吸している感覚を持ってみましょう。体全体を感じながら呼吸をすると、体のいろいろな場所で、なんらかの感覚があるのではないかと思います。
・息が入ってくると体全体に息が流れこんでいくのを感じながら「ふくらみ、ふくらみ」、息を吐くときは、体全体から息が流れ出していくのを感じながら「縮み、縮み」と声を掛けます。

③外の音や雑念に注意を向ける

・次は外の音にも注意を向けます。
・空調の音や車が通っていく音、風の音、人の話し声などいろいろな音が聞こえてきたら、聞こえてきた音を感じつつ、体全体で呼吸を感じながら、今までよりも小さな声で「ふくらみ、ふくらみ、縮み、縮み」と続けます。
・何か雑念が浮かんできたら、先ほどのように「戻ります」とはせず、雑念も音の1つであるかのように、そのあたりに漂わせておきます。
・体全体、周りの音、雑念などの思考、そういったものすべてに意識を向けていきます。

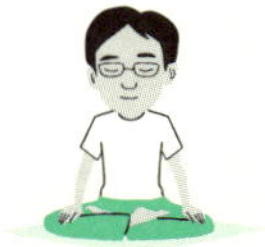

【ここがポイント】
雑念に聞き入る必要はない！

たとえば、瞑想中に選挙カーがやってきて、候補者の名前を連呼していても、別に聞き入る必要はありません。言わせておいたまま、自分は瞑想を続けています。それと同じように自分の中の何かが話を始めても、言わせておきます。選挙カーと同じで、黙らせるわけにはいかないけど、別に聞き入る必要はない、そんな感じです。そうするとそのうちに選挙カーは行ってしまいます。

気になること（雑念）のほうに連れていかれないようにするために、「ふくらみ、ふくらみ、縮み、縮み」と心の中に碇《いかり》を下ろすような感じで、小さな声で唱えておくと効果的です。

④場としての自己の広がり
・体や周りの空間全体を感じていると、鏡のような、スクリーンのような平面が広がる感覚になってくることがあります。
・あるいは自分全体が柔らかい光に包まれているような感覚になることもあります。光を感じたときは「光、光」と唱えてみましょう。自分を包んでる光は様々なところに届いていきます。気を配っている、いろいろなところに光が降り注いでいくようなイメージをしてみてもよいかもしれません。
・あと３～４分ほどこの瞑想を続けてみましょう。

それでは、まぶたが目の上にかぶさってる感覚に注意を向けて、それを感じながらゆっくりと目を開けて、周りを見渡すようにしてみてください。
これで瞑想は終了です。

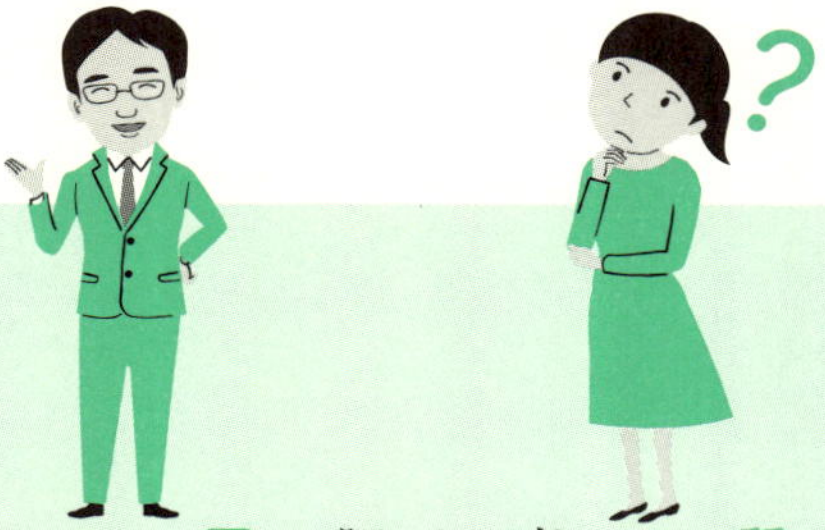

Q&Aコーナー

質問

一般的に女性はマルチタスクが得意（子どもの面倒を見ながら家事をするなど）で、男性は1つのことに集中することが得意と言われることが多いと思いますが、性別によって集中瞑想が得意、観察瞑想が得意といったことはあるのでしょうか？

回答

このご質問に答える知識が私にはありません。先の質問にお答えしたように、マルチタスクといっても注意の分割ではなく注意の転換になっている場合も多いと思われ、それと観察瞑想の上達度とはあまり関係はないかもしれません。

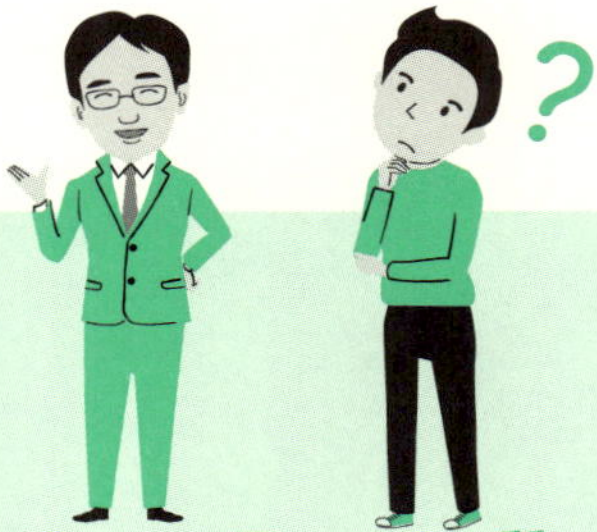

質問
坐禅は集中瞑想ですか？　それとも観察瞑想ですか？

回答
現在、わが国で実践されている坐禅は、集中瞑想の要素が大きいようです。ただ、鈴木大拙の『禅による生活』には、「この二つの道（引用者注：止と観）は禅仏教の全歴史を通じて一貫していて、ある時は調和宜しきを得て両者並行することもあれば、また一が他よりも強調されるということもあった」と書かれていますので、本来両者を含んでいるものの、時代によって強調される面が異なっていたことが窺われます。

まとめ

SUMMARY

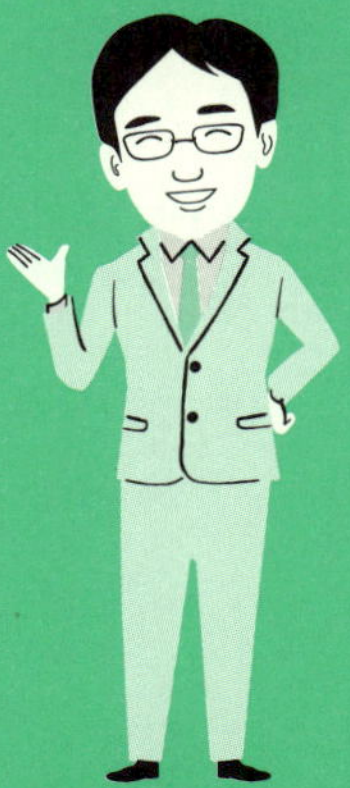

最後に簡単にまとめておきたいと思います。

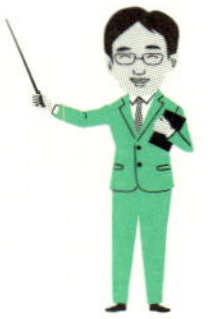

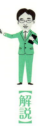

【解説】

・ストレスに負けないためのキーワードは、「力まず」「避けず」「妄想せず」の3つです。

・妄想せずに等身大の現実を捉えられると、無駄なことをしなくなり、心の省エネになります。

・マインドフルネスでは、注意の集中をもたらす「集中瞑想」から、注意の分割を実現する「観察瞑想」に至ることで、考えがそもそも発生しないようにした上で、現実や自己の実像を捉えていきます。

・「観察者としての自己」に思考内容を残さないようにするためには、「注意の分割」「場としての自己」が必要になるため、「注意の分割」「場としての自己」は目標であるとともに、目指しているものを実現するための手段でもあるという二重構造になっているところが重要なポイントです。

・それでも実は、心のキャパシティを使っているのはやはり「自分」なので、そ

まとめ

- ストレスに負けないためには、力まず、避けず、妄想せずがキーワードになるが、マインドフルネスは妄想せずに等身大の現実を捉えることで、心の省エネを実現する。
- マインドフルネスでは、注意の集中をもたらす集中瞑想から、注意の分割を実現する観察瞑想に至ることで、思考の発生を抑えつつ現実や自己の実像を捉える。
- 観察者としての自己に思考内容を残さないためには、注意の分割＝場としての自己が必要であるため、注意の分割＝場としての自己は目標であり手段になる。
- 観察をする視点（視点としての自己）は、言葉の習得によって成立し、それが気づいていることに気づくこと（仏の自覚＝真の自由）を可能にする。

の意図を動かす分の思考は残ってしまいます。しかし、「注意の分割」の練習を続けると、それに要する心的努力（意図）はどんどん減っていき、ついに「自分」が残らなくなる（完全受動態になる）のですが、その一方で、心のキャパシティは余る状態になります。そして、そこで解放された心が、禅では「無心」と呼ばれたり「人（にん）」と呼ばれたりするのです。

・「視点としての自己」は言葉の習得によって成立します。だからきちんと言葉が使えるようになるということも重要です。言葉を使うのが苦手な人も多いですが、言葉を使えるようになるメリットは大きいです。

・マインドフルネスの実践によって、

「視点としての自己」の自覚がもたらされ、自分が気づいていることに気づくことができるようになります。これは禅でいう「仏の自覚」といってもよいかと思います。

・自分が気づいていることに気づく主体は「無心」であり、そのため、世界が目指す方向に沿ったメタ的な選択が可能になり、真の自由がもたらされます。

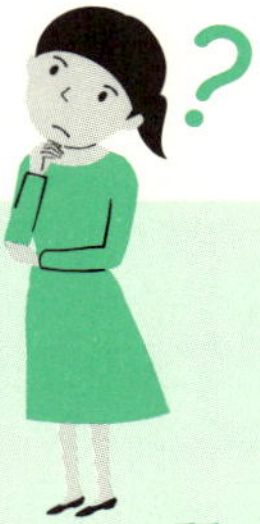

Q&Aコーナー

質問

心理的ストレスがマインドフルネス瞑想によって軽減される仕組みがよくわかりました。

マインドフルネス瞑想によって肉体的な痛みも軽減されると聞いたことがありますが、それはどのような仕組みで軽減されるのでしょうか?

また、マインドフルネスによって創造力が高まるという話も聞いたことがありますが、これについてはいかがでしょうか？

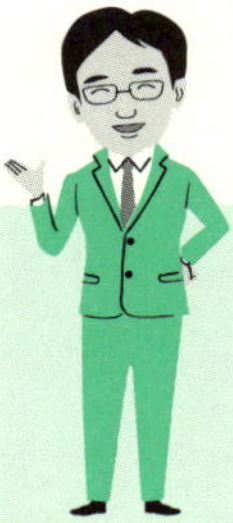

回答

肉体的な痛みとされるものは、生理的な痛み知覚だけでなく、それに対する思考や感情を含んだものであり、特に慢性的に続く場合は、痛みを強くする状況を避けるという回避行動もともなうことによって、さらに痛みとそれにまつわる問題を強めてしまうという悪循環が起こってくることになります。ここまで説明すれば、「心を閉じない、呑み込まれないで、目の前の等身大の現実に気づく」マインドフルネスが、なぜ痛みの問題に効果的なのかはわかっていただけるでしょう。

創造力が高まる理由は、集中（サマタ）瞑想と観察（ヴィパッサナー）瞑想を組み合わせて実践するという方法論と深く関連している可能性があります。集中瞑想を行う際に、必ずと言ってよいほど「雑念」が浮かんでくることは、前半の瞑想の実践の際にお話ししました。これは脳内で、「デフォルト・モード・ネットワーク（DMN）」という、ぼんやりしているときに働きを強める神経ネットワークが生み出すと考えられています。DMNは、問題解決的に合理的に考えているときには抑制される一方で、答えのない問題の解決策を考えるときや、他者に共感をするときなどに（そして集中瞑想中に）賦活されることが知られており、われわれの日頃の意識の外にある情報をもたらしているということができます。つまり、マインドフルネスでは、集中瞑想によってDMNの働きを高め様々な雑念が浮かんでくるようにした上で、観察瞑想によってその中にある有用な情報を自らの意識に統合することが可能になるのです。さらには、上記の通り、注意の分割の訓練を重ね、心の完全受動態を実現することによって、非個人的な意識（無心）が働くようになりますが、それも創造性を高めることにつながります。

おわりに

ここまでマインドフルネスについて理解を深めていただき、瞑想の実践も行ってみていただけたと思いますが、いかがだったでしょうか。皆さんの一人ひとりに、なるべく体験的な理解を深めていただけるように、私が大学で講義をするスタイルで基本的な知識をお伝えするとともに、集中瞑想、観察瞑想の実践の時間もそれぞれ約15分ずつ取って、なるべく具体的な説明を加えるようにしてみました。また、予習、復習に使えるように、このブックレットには、若干の補足的説明と複数のQ＆Aも含めてあります。

特に補足的説明の中で強調したことですが、マインドフルネスを身につけるには実践を重ねていくことが絶対的に重要になります。それはマインドフルネスの習得が、芸道、武道、運動などにおける様々な技や型の習得と大きく共通している面があるからです。これらのすべてにおいて、最初は意図的に努力して技や型を覚えていくことが必要ですが、ある段階に達すると、無意識的、自動的に実践することが可能になっていきます。この間の事情を、「形から入って、心に至る」と言ったり「形から入り、形から出る」と言ったりするのですが、これは、特定の型を何度も練習することによって、それを通して得られるはずの体験（心）にたどり着くことが必要ということであり、さらにはその体験が生き方そのものになっていくこと（形から出る）が重要であるということを意味しています。また、上記の「心に至る」の「心」とは何かを体験的につかむことが大きな課題になるわけですが、それについては、このブックレットの中で、禅の「無心」という言葉を引くことによって解説をしておきました。マインドフルネスや禅など、脈々と受け継がれる東洋の叡智が、これからの厳しい世界を生き抜いていくための大きな力になることでしょう。

これから先、実践を重ねていくためには、本文中に紹介した図書を手に取っていただくことや、マインドフルネスのグループ療法（たとえば、「赤坂クリニック」に併設する「東京マインドフルネスセンター」など）に参加すること、様々な瞑想会に参加すること、お茶や俳諧、合気道や弓道などを嗜《たしな》むことなど、様々な方法がありますので、ぜひ積極的に機会を求めるようにしていただければと思います。

最後になりましたが、今回も大変お世話になったサンガの川島栄作さんに、感謝の意を表したいと思います。

ライブ講義動画の使い方

VIDEO

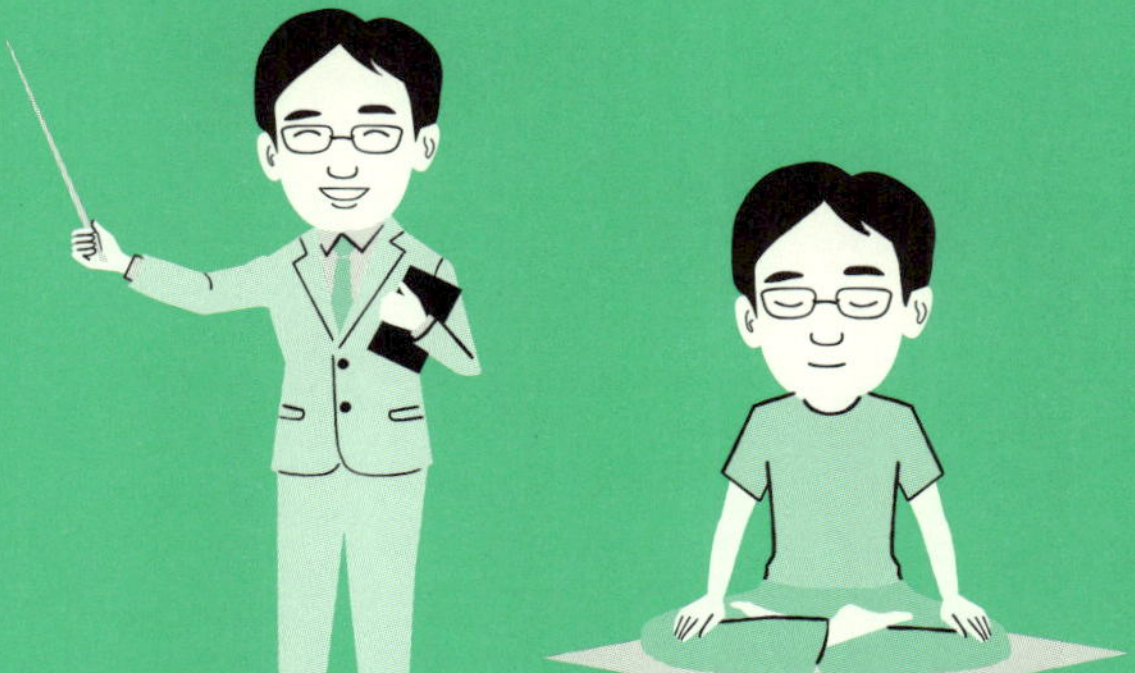

ライブ講義動画の使い方

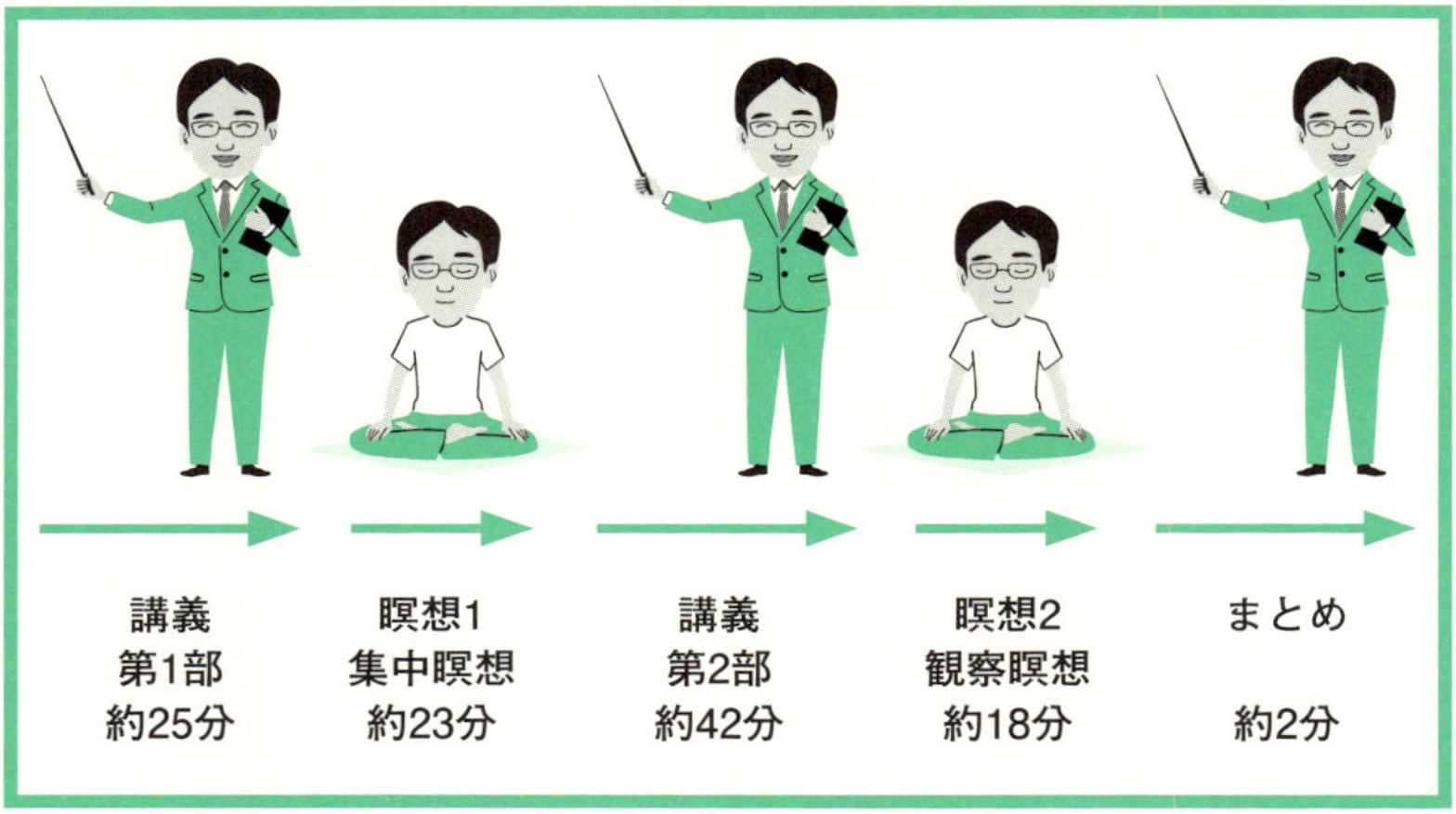

ライブ講義動画の使い方

ライブ講義は、マインドフルネスの理論を詳説する講義と実践のガイダンスから構成されています。講義は「第1部」「第2部」「まとめ」に分かれています。瞑想実践は「瞑想1　集中瞑想（サマタ瞑想）」「瞑想2　観察瞑想（ヴィパッサナー瞑想）」の2種類の瞑想のガイダンスがあります。

ブックレットはライブ講義をもとに制作されています。映像で見づらい文字などはブックレットに収録の図をご覧ください。動画は各章ごとにチャプターを選択いただけます。第2部第4章の中で実践の指導がある「自由連想タスク」もチャプターで選択いただけます。

3通りのオススメ使用法

①通して見る

ストレスに対してなぜマインドフルネスは効果があるのかを、基礎から実践も交えて学べます。

②各章のはじめから見る

わからないところを繰り返し見ることにより、内容をしっかり理解できます。

③実践だけを見る

著者によるリアルタイムガイダンスを視聴しながら、繰り返し実践して、体験を深められます。「瞑想実践1　集中瞑想（サマタ瞑想）」と「瞑想実践2　観察瞑想（ヴィパッサナー瞑想）」を連続して再生することができます。特設WEBページ下部の「実践！　マインドフルネス講義：ライブ講義動画（実践のみ）」を再生してください。

※特設WEBページの仕様は変更となる場合があります。予めご了承ください。

本書は2020年1月にサンガより刊行された作品です。

熊野宏昭　くまの・ひろあき

早稲田大学人間科学学術院教授、早稲田大学応用脳科学研究所所長。心療内科医、公認心理師、臨床心理士。東京大学医学部卒。東京大学博士（医学）。東京大学心療内科医員、東北大学大学院医学系研究科人間行動学分野助手、東京大学大学院医学系研究科ストレス防御・心身医学（東京大学心療内科）助教授・准教授を経て、現職。日本マインドフルネス学会理事長、日本認知・行動療法学会元理事長、日本不安症学会副理事長、日本心身医学会代議員、他。主な著書に『瞑想と意識の探求』『実践！ マインドフルネス[注意トレーニング音源付]』（以上、サンガ新社）、『新世代の認知行動療法』（日本評論社）、『ストレスに負けない生活ー心・身体・脳のセルフケア』（ちくま新書）他。

イラスト：長尾佳子
編集協力：中田亜希
装丁：幡野元朗
DTP：鰹谷英利
映像撮影・編集：小林三旅

実践！ マインドフルネス講義
理論の詳説と瞑想実践を組み合わせた110分ライブ講義
[動画付]

2025年 4月 1日　第 1 刷発行

著　者　熊野宏昭
発行者　佐藤由樹
発行所　株式会社サンガ新社
〒980-0012
宮城県仙台市青葉区錦町2丁目4番16号8階
電話　050-3717-1523
ホームページ　https://www.samgha-shinsha.jp/

印刷・製本　創栄図書印刷株式会社

Printed in Japan
ISBN978-4-910770-93-2

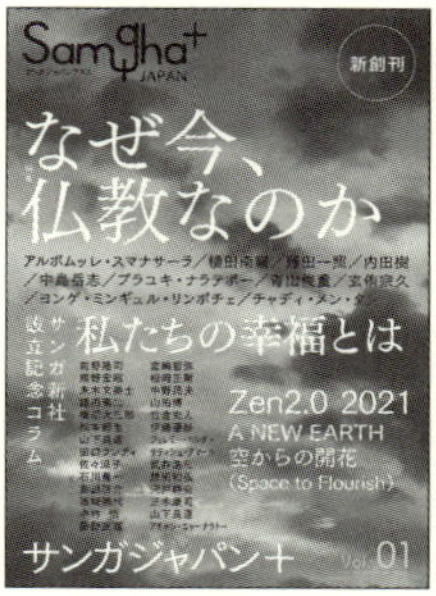

サンガジャパンプラス Vol.1
特集「なぜ今、仏教なのか」

定価：本体2,500円＋税／A5判／並製／472ページ／ISBN 978-4-910770-10-9

『サンガジャパンプラス』は「同時代×仏教」というコンセプトを掲げ、現代の様々な事象を仏教の視点から掘り下げていく総合誌です。

〔寄稿者〕

アルボムッレ・スマナサーラ／横田南嶺／藤田一照／内田樹／中島岳志／プラユキ・ナラテボー／青山俊董／玄侑宗久／ヨンゲ・ミンギュル・リンポチェ／チャディ・メン・タン ほか

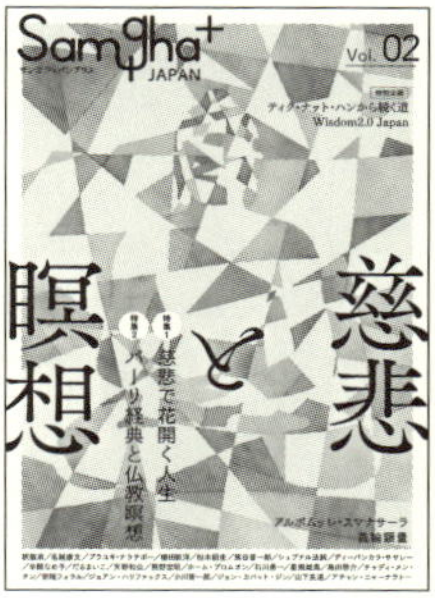

サンガジャパンプラス Vol.2
特集「慈悲と瞑想」

定価：本体2,500円＋税／A5判／並製／472ページ／ISBN978-4-910770-30-7

『サンガジャパンプラス』創刊第2号は、第1特集「慈悲で花開く人生」と、第2特集「パーリ経典と仏教瞑想」の二大特集でお届けします。

〔寄稿者〕

アルボムッレ・スマナサーラ／プラユキ・ナラテボー／柳田敏洋／松本紹圭／熊谷晋一郎／熊野宏昭／蓑輪顕量／石川勇一／島田啓介／チャディ・メン・タン／ジョン・カバット・ジン ほか

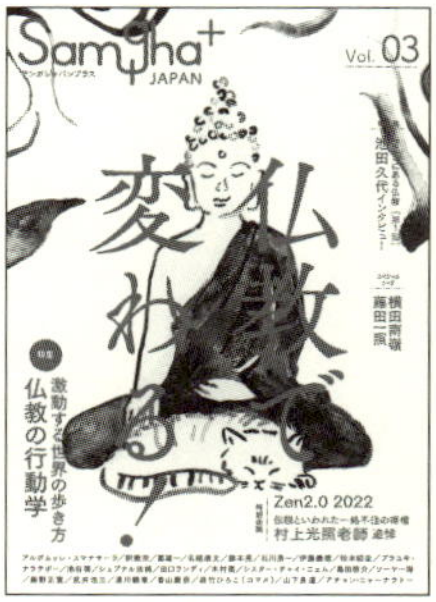

サンガジャパンプラス Vol.3
特集「仏教で変わる！」

定価：本体2,500円＋税／A5判／並製／440ページ／ISBN978-4-910770-56-7

特集：激動する世界の歩き方——仏教の行動学

スペシャルトーク

「現代における坐禅の意義はどこにあるのか」
横田南嶺（臨済宗円覚寺派管長）×藤田一照（曹洞宗禅僧）

特別企画

伝説と言われた一処不住の禅僧　村上光照老師追悼
Zen2.0 2022

〔寄稿者〕

アルボムッレ・スマナサーラ／釈徹宗／田口ランディ／名越康文／プラユキ・ナラテボー／山下良道／島田啓介／石川勇一／藤本晃／ほか